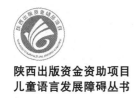

陕西出版资金资助项目
儿童语言发展障碍丛书

儿童语言发育特点

编 著　陈艳妮

世界图书出版公司

西安 北京 上海 广州

图书在版编目(CIP)数据

儿童语言发育特点/陈艳妮编著.—西安:世界图书
出版西安有限公司,2018.11(2023.2重印)
(儿童语言发展障碍丛书)
ISBN 978 - 7 - 5192 - 2252 - 9

Ⅰ.①儿…　Ⅱ.①陈…　Ⅲ.①儿童—语言发
育—研究　Ⅳ.①G339.3

中国版本图书馆 CIP 数据核字(2018)第 253252 号

书　名	**儿童语言发育特点**
	ERTONG YUYAN FAYU TEDIAN
编　著	陈艳妮
责任编辑	马元怡
装帧设计	新纪元文化传播
出版发行	**世界图书出版西安有限公司**
地　址	西安市雁塔区曲江新区汇新路 355 号
邮　编	710061
电　话	029 - 87214941　029 - 87233647(市场营销部)
	029 - 87234767(总编室)
网　址	http://www.wpcxa.com
邮　箱	xast@wpcxa.com
经　销	新华书店
印　刷	陕西奇彩印务有限责任公司
开　本	787mm×1092mm　1/16
印　张	7.75
字　数	150 千字
版　次	2018 年 11 月第 1 版　2023 年 2 月第 4 次印刷
国际书号	ISBN 978 - 7 - 5192 - 2252 - 9
定　价	40.00 元

医学投稿　xastyx@163.com ‖ 029 - 87279745　029 - 87284035
☆如有印装错误,请寄回本公司更换☆

前　言

　　儿童语言发育是一个非常有趣和复杂的过程，良好的语言发育对成年后社会能力的塑造非常重要。儿童很多疾病的早期，也常常以语言发育异常为表现。语言障碍是一种严重影响患者生活质量和心理健康的疾病，特别是在儿童群体中发病率很高，所以了解儿童语言发育的特点对家长和相关专业人员都非常重要。

　　本书是《儿童语言发展障碍丛书》中的一本，书中介绍了不同年龄阶段儿童语言发育的特点，并且就多种语言背景下儿童语言发育的注意事项、提升语言能力的相关方法，以及国内常用的评估语言发育的工具等内容逐一介绍。

　　全书内容深入浅出，希望能给家长、教师及医务人员等提供一本简单、易懂的儿童语言发育知识的书籍。由于编者学识水平及能力的限制，书稿难免有疏漏之处，敬请广大读者给予批评指正。

陈艳妮

2018.11

目录

第一章　**语言发育的特点**/001
　第一节　婴儿的语言发育特点/002
　第二节　幼儿期语言发育的特点/003
　第三节　学龄前期语言发育的特点/004

第二章　**语言发展与方言**/006
　第一节　方言与语言发育障碍/006
　第二节　方言与语言发育的关系/007

第三章　**儿童语言障碍的临床介绍**/008
　第一节　概　况/008
　第二节　语言障碍的病因与患病率/009
　第三节　语言障碍的表现/010
　第四节　语言障碍的诊断与干预要点/013

第四章　**语言发育障碍干预内容**/025
　第一节　早期语言干预的必要性/025
　第二节　儿童语言干预的原则/027
　第三节　语言干预的介入与介入者/028
　第四节　语言干预介入的场所和方法/029
　第五节　语言治疗师在语言介入中的职责/033
　第六节　参与语言干预的其他人员/039

第五章　提升语言交流能力的要素/046

第一节　理论与实践的紧密结合/046

第二节　语言提升的要点/047

第三节　目标锁定策略/048

第四节　选择介入背景/049

第五节　语言提升过程的结构模式/050

第六节　将照护者与孩子的互动运用于治疗中/052

第六章　语言干预的技巧/054

第一节　模　仿/054

第二节　扩展法/055

第三节　详述法/056

第四节　重　塑/057

第五节　示　范/058

第六节　超越式/059

第七节　沉默、观察、了解、聆听/060

第七章　语言干预的几个问题/061

第一节　果断—反应模式/061

第二节　干预过程中的会话架构/062

第三节　教室介入与个别介入的比较/063

第八章　常用的语言评估方法/065

第一节　Griffiths 发育评估量表中文版简介/065

第二节　早期语言发育进程量表（上海标准化版）/067

第三节　汉语沟通发展量表/070

第四节　汉语阅读技能诊断测验/079

第五节　儿童汉语阅读障碍量表/084

第六节　学习障碍儿童筛查量表/089

第七节　格赛尔发育诊断量表/097

第八节　0~6 岁儿童神经心理发育量表/101

参考文献/117

第一章

语言发育的特点

语言的产生要具备生理方面的条件，只有具有了这些条件才有语言学习的过程。言语和语言有所不同的，言语是我们说出来的话，它注重声音和音节的清晰度。言语不一定有明确的沟通交流目的，而语言不单是说出来的而且是经大脑思考过，是有明确的沟通交流目的。

语言能力包括接受能力和表达能力。这两部分的功能机制都很复杂，其中接受能力主要与听觉和大脑功能相关；表达能力则与大脑的认知和主要的发音器官有关，所以很多因素都可能会使我们的语言发生问题，语言问题也涉及很多专业。本书基本不涉及听觉器官障碍所致的语言问题。

孩子通过不断的认知发展才可以认识周围世界，当儿童遇到了新事物时可以将它们联系到自己了解的一些事物中，才能产生出与物、人或行为等有关的一些词汇，才能适应周围环境与周围人进行交流。主要发音器官的完善和功能成熟是语言产生的生理条件的重要部分，不同的年龄段主要发音器官的完善和功能成熟程度不同，所以孩子在不同年龄段的语言发育会有不同的特点。以下介绍各年龄段儿童语言发育的特点。

第一节　婴儿的语言发育特点

婴儿期是指 1~12 个月的幼儿。婴儿发出的咿呀声音和某些简单词汇常常还不具有明确的意义和沟通交流目的，这种咿呀声与日后发出的言语有关，是一种有助于语言发展的练习。在发出呀呀声的时候，儿童进行了口腔肌肉与语音的训练，在日后的成长中，儿童可以运用这个时期习得的行为去发出言语。婴儿可通过姿势与（或）发声，并伴随着视觉接触来表达目的。

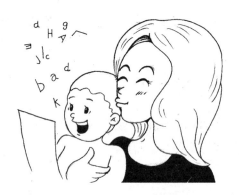

从出生到 1 月龄，婴儿发出的声音是哭声和成长的声音（如打嗝声）。1~6 月龄婴儿出现咕咕声、大笑声、尖叫声和咆哮声，这个阶段的婴儿也可以察觉到音调上的变化，他们注重听人声和音乐，对母亲的声音有反应，哭声中开始有情绪的表现，4 个月大的婴儿可以对比某些发音和相应的脸部表情，并且喜欢夸张的语调模式、语速较慢的语言及高的音调。6~7 月龄听懂自己的名字，会发"ma、ba、ai"等音。在 8~10 月龄可辨别肯定性和疑问性语气，出现"mama、baba"等音。8~12 月龄，可听懂"给"、"再见"，可有意识地叫"爸爸"、"妈妈"，可模仿其他人的话，例如，儿童也许会试着去模仿成人的简单语句和成人的音调特质。10 个月龄时孩子会发出某个语音以指示其需求，如"ah"用以要求成人抱抱，有时这些语音会配合手势或是指示。

在出生的第 1 年，儿童可以体会到声音的区别，学习发出语音，使用眼睛凝视、发出声音以及手势来传达他们的需求，并开始讲出词汇去表现他们对世界的认识。

如果 1~4 个月大的婴儿对母亲声音无应答，5~7 个月的婴儿咿呀发音很少，8~12 个月婴儿不咿呀学语就提示需要就医。

第二节　幼儿期语言发育的特点

幼儿期指 12~36（1~3 岁）个月。通常情况下儿童在 1 岁到 1 岁半之间发出他们具有意义的第一个音，就是俗语说的"开始说话了"。儿童循序习得语言，但是他们在习得的过程里有一些特点，会出现一过性的吐字欠清晰情况，也时常简化成人的词汇，发出拟成人的语言。比如把"开门"发成"tai 门"，"香蕉"用"蕉"替代等，他们也会出现重复、非重音音节省略、词尾子音省略和词群删减等现象。这些都是正常的过程。

在出生后的头 18 个月里（1 岁半内），婴儿的认知发育及环境对于早期语言学习过程的贡献非常重要。12 个月（1 岁）到 18 个月（1 岁半）孩子可听懂"眼、鼻、口、头发、手、脚"等至少 2 个身体部位和 1 种物品的名称（通常能指出），可用自己的语言加手势表示需要。18~24 个月（1 岁半到 2 岁）的孩子可听懂更多词语，能说"碗、鞋、袜（或养育人教过的其他东西）"3 件中的 1 件。2 岁开始说有主语及谓语的 2 字（或 2 字以上的简单句子）。24~30 个月（2 岁到 2 岁半）的孩子通常可听懂大小、可看图听故事、可说"我、我的"和自己的名字，说"碗、鞋、袜、帽剪刀、车（或其他教过物品）"6 件中的 3 件。36 个月（3 岁）的孩子通常可听懂"里面、上面、旁边"等介词和较复杂的句子，能简短叙述发生过的事，可以问"什么"及"何处"等。

如果 13~20 个月孩子听不懂简单吩咐，18~24 个月孩子不说有意义的字或词，20~30 个月孩子不执行吩咐，30~36 个月孩子说话不成句子或完全不能让陌生人听懂，就提示家长注意并就医。

第三节　学龄前期语言发育的特点

学龄前期是 3~6 岁。当儿童从单纯的单词和双词语句有所进展时，他们的语句变得更长和更复杂。他们逐渐将讲事物的方式精致化，加入更多细节，并加入或填上他们在早期语句里所省略的词与词尾。18 个月（一岁半）的儿童发出像是"妈妈、牛奶、关掉、袜子脱掉"以及"多点果汁"等语句，当他们的语言能力成长的时候，他们的语言例句由二三个词或语句所组成，其中包括了冠词、介词、代名词及助动词。

在学龄前阶段，儿童的词汇持续增长，而他们也学了许多新词的意义。他们学到了新概念，以及如何将这些概念编码成语言。随着儿童认知发展，他们开始涉及在时间或空间里存在于其他地方的他们所看不到的物品、活动、人物以及事件，并将他们的观念用句型表述。

在学龄前期，儿童已经学到了更复杂的方式来使用语言社交，并且开始参与对话，下达指令，提供对物品、事件以及人物的描述，并讲述个人经验和简单故事。要注意儿童在这个阶段的语言发展是与他们的认知游戏发展非常相关的。

在 2~7 岁的阶段符号运算出现了，并由符号（象征）游戏以及进一步与语言发展相关联。儿童约 18 个月大的时候，游戏是由儿童所熟悉的活动所组成的，例如假扮睡觉或喝东西。在 19~22 个月，是将这些活动延伸到另一个整体或另外一个人，如儿童假装喂食洋娃娃或模仿成人活动。在 24 个月大的时候，儿童开始表现出熟悉活动的序列，如烤蛋糕。而到了 24~30 个月大，他们将洋娃娃纳入扮演游戏里，分配需求给洋娃娃（饥饿、疲累或是生病），并将洋娃娃置于行动者的角色（让洋娃娃走路，而非带着娃娃）。约在 3 岁时出现复杂的游戏活动，如去商店买杂货、煮饭和提供晚餐，或是举办生日派对。3 岁到 3 岁半时会将洋娃娃（或填充玩偶）赋予情绪状态，并且与玩具讲话，到了 3 岁半到 4 岁，儿童开始在游戏活动里扮演不同角色。这些角色拓展到包含假象角色、警察和消防员，以及更为熟悉的家庭角色。他们的游戏也许会涉及假想出来的朋友，或者他们可能扮演多重角色，例如一位要离开家去工作的母亲。到了 5 岁，儿童不需要玩偶参与游戏，他们可以单独使用语言以维持游戏活动。他们的游戏包含对话在内的复杂句子。

4 岁儿童可听懂颜色名称，能理解吩咐按顺序做 3 件事，说自己年龄及性别，能用较多代词、形容词及副词。说话能完全被陌生人听懂，会唱歌。5 岁孩子可听懂一连串吩咐与"如何、为何"等问话，能解释简单词义，说出自己生日，并可用这些词或句子回答别人的话，发音 90% 准确。6 岁的孩子知道一些词的多种意思，说话流利，咬音准确。

语意是语言关系意义方面的重要组成部分。少了意义，语言一点意思也没有。人们讲话是为了要表达意义，而他们聆听是为了发现其他人话语里的意义。意义可以透过语言的词汇、句子和言语层次而传达。某些词汇的意义也可以从非语言的语气和情绪里推导出来。学龄前时期是词汇成长最快的时期之一。在儿童生命里的第二年，词汇惊人地增加。3 岁时学龄前儿童拥有 900～1000 个可表达出来的词；到了 4 岁，他们可以表达的词有 1500 个；而到了 5 岁，则超过 2000 个。在学龄前时期后半段，以及进入学龄时期的初期，儿童语言里词的定义是具体的。在之后的发展期，儿童语言里词的定义渐渐变得抽象，并包含了同义词（即具有相同特征的词汇）和词的范畴关系的具体化（即将实体置于范畴，如将小狗和小鸟置于动物范畴）。总之，儿童词汇的成长是一个渐进的过程，并且会持续许多年，在这其中有一定的发展规律，同时与儿童的成长环境和是否患有疾病有一定的关系，当出现各种原因所致的语言发育偏移出正常发展轨迹的时候，应尽早给予干预。

第二章

语言发展与方言

第一节　方言与语言发育障碍

　　方言是由某个特殊口语社群为了互动的目的所持有的语言变异。方言具有种族和地理特点的。虽然语言上的方言通常对于在这个口语社群外的个体而言是能被理解的，但也在语音、语意、语句及语法等方面均发生了改变。方言反映了不同社会团体间基本的行为差异，同时也是同一团体中最明显的文化象征。同一种语言的方言可能在形式、发音、字汇及文法各方面有所不同，同时也拥有足够的相似性可以让使用者彼此互相了解。语言学家把各种语言的变异都称为方言。这些语言是由不同地区与不同历史演变而发展，而且由把它当作团体代表特征的人所使用。由于方言发展与社会历史有所关联，某些方言的确带有社会印记。

　　语言障碍是理解以及（或）口语使用、写作方面有所损坏。这个障碍与以下3个方面有所关联：①语言的形式（语言形态和语句）；②语言的内容（语意）；③沟通时语言的功能（语用）。因为语言是嵌附在文化当中的，任何对于语言障碍的定义，都必须是由儿童所在的社区中所建立的参照物来对比的。要辨识在语言发展过程中拥有语言障碍的儿童是一件比较困难的事，因为必须使用各种方法区分正常情况下某个年龄段的儿童被期待的发展才能与有障碍儿童的差异。如果所观察的对象是来自于拥有不同文化与语言背景的儿童时，将更具有挑战性，必须辨别同样背景的正常儿童在语言、文化以及语言发展进程上的特点，然后评估儿童的语言发育情况，这样获得的结果才客观。

第二节　方言与语言发育的关系

儿童的语言发育过程中过早接触过多的方言或外语是否会影响儿童的语言发育是很多专业人士争论的问题，结论也有所不同。

正常情况下，多种语言环境有利于宝宝的多种语言发育。应该说多种语言发育主要取决于多种语言的语言环境。欧洲国家毗邻很近，交往也密切，很多家庭成员或邻居是由不同国籍组成的，家庭环境中常有多种语言。许多欧洲人都会讲3~5种甚至更多的语言，他们的多国外语大多数不是来自于学校，而是来自于家庭和居住环境。

但是值得注意的是，一般情况下，在这种多语言家庭环境下成长的宝宝，说话不会太早，家长要有足够的耐心去等待和引导，毕竟多种语言间的转换和理解是需要适应和训练的。另外，对于已经明确有语言发育障碍的孩子，尽量少给他们多语言环境，因为他们在语言理解、表达和使用方面有缺陷，多语言环境会不利于他们对语言的掌握。

第三章
儿童语言障碍的临床介绍

第一节　概　况

语言障碍（spoken language disorder，SLD）又称口语交流障碍，表现为除谈话外，对肢体语言（如手语）的理解和运用也存在明显障碍，一般是由于语音，词法，语构，语义的理解、运用及表达的障碍所致的一组表现。语言障碍可能伴儿童一生，也可能随着干预或自然成长，症状随时间变化而改变。当语言障碍不伴随智力障碍、发育迟缓、运动功能障碍或其他精神障碍时，则为特定性语言障碍（specific language lmpairment，SLI）。语言障碍伴随自闭症谱系障碍（autism spectrum disorder，ASD）、智力障碍（intellectual disability，ID）、学习困难（learning disability，LD）、注意缺陷障碍（伴多动）（attention deficit hyperactivity disorder，ADHD）、外伤性脑损伤、心理/情绪障碍、听力缺失等这些疾病存在时，语言障碍就是继发的问题，所以对语言障碍的干预主要是在干预伴随疾病的前提下辅以针对性的语言干预。这些疾病在不同种族及人群中可能具备特定的特征和行为表现，但是语言问题的共性是一致的。具有口语表达问题的儿童通常在听力的汲取和学习如何写作方面也存在困难。此外，在阅读和写作方面存在问题的儿童通常也在口语表达方面存在问题，尤其是当涉及高阶段口语技能的运用时，例如系统地说明与表达具体事物时，这种语言问题表现的就比较明显。一些具有语言障碍的儿童会在与社会大众进行交流时存在困难，这是因为语言的产生往往伴随着与社会的相互交流以及相互认知，这些互动一起构成了社会交流，所以有些疾病的语言障碍干预伴随着社会交流技巧的干预。尽管两者之间具体的联系还需要进一步准确定义。学习障碍和语言障碍也息息相关，语言障碍被认为会先于学习障碍对患者的学业表现造成的影响而先被发现，并且语言障碍与阅读和写作能力紧密联系，故而语言障碍是造成学业困难的基本原因，但是患儿通常还是会被按照学习障碍来诊断和干预。

第二节　语言障碍的病因与患病率

（一）病　因

语言障碍属于原发性残疾，并可能同时伴随着其他残疾或疾病的出现（例如自闭症谱系障碍、注意缺陷障碍等）。当语言障碍被诊断与其他疾病一起存在时，对于病因的鉴定往往是针对这些疾病的。当单独研究语言障碍本身时，难以准确界定病因。目前，仅一些可能导致语言障碍的因素被发表，例如认知缺陷、生理缺陷和基因缺陷。这些因素往往不是独立存在的，例如由于遗传的变异而造成的大脑形态变化并影响了脑部的正常发育，故而大脑对外界的认知加工受到影响。

（二）患病率

语言障碍的患病率是指在一段特定时间内具有语言障碍的患者人口总数占该段时间人口的比例。由于针对语言方面障碍的定义的不同、种族和人群间的差异以及具体统计方法的运用的差别，对于患病率的统计通常存在多样性。下面是一些文献的总结，读者可以通过这些文献领会到语言障碍的社会问题。

1. 语言发育迟缓/障碍

2000 年英国的统计研究表明，7 周岁及以下的儿童语言感知型（接受）发育迟缓/障碍的患病率为 2.63% ~ 3.59%，表达型发育迟缓/障碍的患病率为 2.81% ~ 16%，双重发育迟缓/障碍的患病率为 2.02% ~ 3.01%。

1986 年，针对加拿大的学龄前儿童的统计研究表明，语言障碍的总患病率为 8.04%，女性患病率为 8.37%，男性患病率为 8.17%。

2. 精神心理问题所致语言障碍

1998 年，针对加拿大的人口统计研究表明，在 7 ~ 14 周岁的患有精神类障碍的儿童中，有 40% 的患者存在语言障碍。2002 年，针对美国东北部的人口统计研究表明，在接受精神科服务的运用西班牙语及英语交流的儿童和青少年中，有 40% ~ 50% 的人被发现在这两种语言的测评中存在语言发育迟缓或表达障碍。

3. 特定性语言障碍

1997 年，针对美国中西部的人口统计研究表明，学龄前儿童特定性语言发育障碍的患病率为 7.4%，女性患病率为 6%，男性患病率为 8%。1997 年，针对不同种族和人口的研究表明，北美印第安人的特定性语言发育障碍患病率最高，其次依次为非洲裔美国人、拉丁美裔美国人以及白种人。尽管当时并没有发现亚洲裔的患者，但是在随后 2003 年的统计研究中发现了亚洲裔的儿童特定性语言发育障碍患者。

第三节　语言障碍的表现

语言障碍主要表现在语音、词法、句法、语义词义、语言运用、行为、情绪、社会因素等方面。

由于具体被影响的语言领域和程度不同，对不同的患者日常生活交流影响的严重程度也各异；个体的年龄和正在处于的语言发育阶段的不同，语言障碍的临床表现也会有不同的表现形式。此外，语言障碍的表现也可以通过对认知或语言能力的评估被诊断和发现。例如在儿童阅读和写作能力或者具体的学科语言形式的学习过程中，与同龄儿童相比，患儿出现理解偏差或理解困难等现象时就可能被发现。

患有语言障碍的儿童有一些普遍且具有代表性的标志和症状，这些标志和症状被语言领域和语言能力发展阶段划分。然而需要注意的是，尽管这些语言领域被独立罗列且分开说明，但现实中的语言能力作为一个整体，每个语言领域（语音、词法、句法、语义和语言等运用）之间都是协同作用并且形成一个动态整合整体。尽管认知和语言能力（对语言本身和对自己的思想以及行为的意识）没有被具体说明，但是它们同样对高级语言能力的发育具有重要意义，对口语和写作表达的能力分别具有不同程度的影响，其中，对于音韵的意识属于语言能力的一种，并且与后期阅读和写作能力的形成息息相关。

（一）语音的障碍

1. 学习发音能力的迟缓，即在生理和心智均发育正常的前提下，单纯存在的构音障碍。

2. 与处于相同发育阶段的同龄人相比，发音的频率明显较低，并且基本只运用单一、基础的音节结构。

3. 前期发音影响清晰度的问题，通常随着时间的推进会得到解决。

4. 不能很好地重复或连续发出多个单音节或多音节单词。

5. 有限的语音意识（包括押韵，单音或音节的删除、切分，发音混合）。

（二）词法和句法的障碍

1. 对词语之间正确组合和运用的掌握相对较晚。

2. 学龄前时期，表现为仅能发出有限的平均句长（对于语素的认知和学习能力与正常发育的同龄人无异）。学龄和青少年时期表现为发出的平均句长比正常发育的同龄人较短。

3. 用词错误通常发生在动词（尤其是动词词尾以及辅助动词）、功能词（如冠词和介词）和代词上。

4. 对词组的遗漏和误用，且遗漏词组的发生频率通常要高于词组的错误使用。

5. 日常表达的语句不符合正处的发育阶段，即过度使用书面语、成人的语句，或使用不成熟的语句。

6. 对于复杂句子结构产生理解和运用方面的困难。

7. 在解释说明事物时，过多地使用简单、基础的语句。

8. 在学习相关学科时，存在对于常见专业词汇的理解困难。

（三）语义、词义的障碍

1. 词汇量的增加速度相比发育正常的同龄人要缓慢。

2. 对于不同词语之间的组合能力掌握得较晚。

3. 在遇到新词汇或者生僻词汇时，不能很好地做出反应。

4. 不能很好地理解新词汇，尤其是一些表示动作或者具有具体意义的词。

5. 不能很好地寻找合适的词汇来表达自己的想法。

6. 过多使用类似于"嗯"之类的填充词来填补思考和寻找词语来表达想法的时间。

7. 不能清晰有条理地说明自己的需求。

8. 不能很好地理解其他人提出的问题，并且在遵循别人所提出的指令时存在明显障碍。

9. 不能简洁明了地总结信息。

10. 在区分同义词、近义词，理解具有多重含义的字或词方面存在困难，并且不能很好地理解形象的语言（如幽默的比喻，拟人或者有诗意的语言）。

11. 在叙述事情或者解释说明事物时，不能很好地组织语言（通常表现为不能很好地说服别人去接受自己的观点）。

（四）语言运用的障碍

1. 不会主动邀约同龄玩伴，通常独来独往。

2. 不能很好地理解他人。

3. 和同龄人相处时常常表现出不成熟。

4. 不能很好地表达自己的想法、感受或者个人经历。

5. 可以像处于相同发育阶段的同龄人一样正常表述词汇，但是不能正确合理地选择用词环境。

6. 在主动发起和维持一段对话方面存在困难。

7. 在需要补充说明或者在需要继续已经终止的谈话时存在困难。

8. 不能很好地加入课堂交流。

9. 在特定的场合不能正确区分应该和不应该说的话。

10. 在叙述事件时，不能根据时间顺序有条理地进行说明。

11. 在叙述时有删除片段或忽略细节的情况。

（五）行为/情绪/社会因素

患有语言障碍的儿童往往会经历情感上的问题以及受到更多来自于社会的压力，这些都会对患者的行为造起一系列的后续影响。这些影响通常会使得患者的自尊心受到伤害，进而影响患者在日常学习生活和与同龄人相处时的表现。值得注意的是，这些影响甚至会造成社会大众对于患者行为的误解以及错误的归因。

患有语言障碍的儿童可能会出现的行为：

1. 表现出行为困难，例如多动或者注意力难以集中。

2. 会变得沉默寡言，并进而影响与亲人或日后伴侣之间建立亲密关系。

3. 难以理解和推测周围人情绪的表达。

4. 难以理性地控制自己的情绪，往往不会在公共场合掩饰自己的情绪和感受。

5. 通常缺少自信心。

6. 存在被欺凌以及其他受到其他不公平待遇的风险。

第四节　语言障碍的诊断与干预要点

（一）语言病理学家的角色和责任

语言病理学家（speech-language pathologist，SLP）的职责是对患有语言障碍的学龄前及学龄儿童进行一系列的筛查、鉴定、诊断和制订治疗方案，包括临床和教育方面的服务（即鉴定、诊断、规划和后续治疗），对于疾病预防与防治的宣传以及针对该病在学术层面的研究。具体职责如下。

1. 为存在患语言障碍高风险的人群以及他们身边的同伴、同事提供疾病预防相关的信息。

2. 对表现出语言及交流困难的人进行系统地筛查与鉴定，并判断是否需要进一步的评估或转介其他服务机构。

3. 判断已被确诊患有语言障碍的儿童日后是否存在识字方面困难的问题。

4. 确保对语言和交流能力进行全面并且具备文化及伦理合理性的科学鉴定。

5. 正确区分由于地域和地方方言而导致的发音差异或语言表述方面的差异与实际存在的语言障碍。

6. 时刻注意鉴定过程中存在的潜在情景偏差以及测验项目偏差。

7. 确保对于语言障碍诊断的准确性。

8. 必要时可转介其他专科人士并排除其他疾病的存在，从而确定病因并方便日后患者得到全方位的专业服务。

9. 针对每一位病例制订具体详细的治疗计划，书面记录进度并且确定适当合理的康复标准。

10. 对语言障碍患者及其家属进行辅导并正确引导他们解决日后患者可能面临的在学业、人际交往中遇到的问题，从而有效地预防更加严重的问题的出现。

11. 与其他专业人士、患者的家庭成员、监护人保持沟通与合作，互相帮助并确立出针对语言障碍的一套系统的监护、评估和治疗体系。

12. 时刻关注语言障碍在学术界的最新研究进展，确保对于该疾病最前沿消息的及时更新与了解。

由于我国目前尚缺乏完善的语言病理学专业的教育体系，所以该角色被耳鼻喉、教育、发育行为等多个专业的人协同完成。

（二）疾病的评估

1. 评估过程

（1）筛查。

（2）全面评估。

（3）诊断过程中的特殊注意事项。

（4）针对学校或生活环境设置评估。

2. 具体因素

如果被怀疑患有语言障碍，首先应该对孩子进行口语表达能力的筛查。筛查的结果并不代表对于疾病的确诊与否，而是评判出是否需要进行进一步的评估。

（1）筛查一般内容

1）收集来自老师和家长的关于孩子语言能力方面的全方位信息。

2）进行听力筛查从而排除听力缺失造成语言障碍的可能。

3）进行具有规范性数据和评判分数的正式评估，并证明所得数据的敏感性和特异性。

筛查的结果一般具有建议患者是否需要进行完整的听力学评估和是否需要进行完整的语言能力评估的意义。

（2）全面评估

当筛查结果表明孩子具有语言障碍的相关症状或者存在患有语言障碍的风险时，由语言病理学家或其他相关专业人士及时对其进行的全面语言能力评估。该评估应当在语言病理学家、家庭成员、监护人、学校老师或者特殊教育工作者的合作下完成。

结合被评估儿童的具体年龄和正处于的语言能力发展阶段，全面评估一般包括以下内容：

1）相关病历。

· 自出生以来的诊断记录。

· 任何有关语言能力、阅读或在学业表现方面存在困难的家族史。

· 家庭成员提供的关于孩子在日常生活中所表现出的语言能力障碍。

· 孩子在日常交流中使用的语言，例如是否存在方言的使用及其使用频率。

· 学校老师提供的关于孩子在学校表现出的语言能力方面的困难。

2）听力学筛查。

3）口腔结构及功能检查。

4）口语表达能力评估，包括语音、词法和句法、语义词义及语言运用（交流和表述能力）。

由于口头用语和书面语言之间是具有紧密联系的，识字能力（阅读和写作）评估也属于全面评估的一项内容。根据不同的年龄和语言能力发展阶段，识字评估的内容和难度级别应做出相对应的调整。

语音能力评估也应当专门被作为一项独立测试，因为语音发音错误可能是由于语言障碍、发音障碍或是综合语言/构音障碍引起的。

以下检查步骤可被作为针对语言障碍的全面评估参考：

标准化评估（standardized assessment）是一项结合经验并且具有可靠性和有效性的评估方法。标准化评估可用于测评语言功能的广泛特征，但是不能被单独使用作为确诊语言障碍的依据。由于许多语言障碍的症状都表现在生活的细微处，所以仅一项标准化评估往往不足以全面收集孩子在语言交流方面的发展细节。

语言的抽样调查（language sampling）是根据日常生活中各种交际语境（例如对话、讲解或者演说）下所使用的自然对语言能力的不同项［例如平均句长（MLU），从句的使用密度］进行测量，并用于补充标准化评估的数据。

动态评估（dynamic assessment）是对测试对象进行重新评估并可以用来检测治疗效果。动态评估可以有效区分语言差异和语言障碍并可以与标准化评估和语言抽样调查结合使用。

系统观察以及情景分析（systematic observation/contextual analysis）是通过在课堂或者其他各种特定场所中的观察来发现孩子与别人的交流沟通中存在的问题。这种在不同情景设置的条件下所观察到的孩子在语言表达方面的表现可被看作是孩子语言能力的一部分并用来补充其他评估的结果和数据。

走访（ethnographic interviewing）是对孩子身边的家庭成员、监护人、老师以及同伴进行全方位的访问，访问内容不一定局限于语言本身，可以是开放性问题。通过这种方式可以从不同角度和细节发现孩子在各种环境中的语言表现力并用于验证其他评估结果。

针对父母、老师和孩子的问卷调查。来自于孩子身边人的问卷能够让临床医生和病理学家从不同来源（例如来自家庭或老师的自我报告）来获得并且比较关于孩子语言技能方面的信息从而全面地进行评估。

以具体科目为标准的评估（curriculum-based assessment）是指以具体课程的语言要求为标准来直接评估孩子对于完成课业方面的能力。

3. 评估结果的意义

·可用于诊断孩子仅在口语表达能力方面存在的障碍（例如语言接受能力障碍和表达性语言障碍）；

·判断孩子在没有语言障碍的前提下是否存在语言能力发育迟缓（即由于环境因素导致的语言能力发育迟缓）；

·可用于描述孩子语言障碍或语言发育迟缓的具体表现特征以及严重性；

·可用于衡量孩子在具体交际情景或语境中的表达能力差异；

· 可用于判断孩子可能存在识字问题；

· 可用于诊断孩子在语音方面的障碍；

· 可用于识别孩子在听力方面可能存在的问题；

· 可作为参考并制订初步的干预和治疗方案；

· 可判断是否需要转介其他专科或机构。

（三）诊　断

早期发现是原则。不是所有存在早期语言发育迟缓的孩子（例如开始说话较晚的孩子）都会在学龄前表现出明显的语言表达方面的问题，这使得想要在孩子3岁之前就对语言障碍进行确诊变得很困难。然而，考虑到语言障碍对于学龄儿童及其未来的学习生活会造成的不良影响，越早对该病确诊以及对孩子在关键教育阶段（即学龄前、幼儿园、二年级、初中及高中）进行定期检测并跟踪语言能力的发展，识别可能出现的问题并进行早期预防和干预变得尤为关键和重要。如果发现处于学龄前的孩子有高危因素的存在，例如家族成员有语言能力方面的病史、中耳炎病史、认知滞后、社会交流困难的表现等，那么应当对孩子进行早期监控。

语言障碍的多态性是指患有语言障碍的孩子在具体的听、说、读和写方面会有不同的表现特征和不同程度的缺陷，这些特征和缺陷也会随着时间的推移而发生变化。甚至在有些情况下，患有语言障碍的孩子会有相对正常的表象，从而使发现疾病变得困难。

但是，随着年龄继续增长，社会对个人语言能力的要求也会变得更为复杂，这些具有正常表象的患者会表现出在某个或多个语言域所存在的问题。尽管孩子在相关的干预治疗之后词汇量和语法能力会得到相对提高，但和正常发育的同龄人相比，他们可能还是会存在差异。这是因为在青春期早期时，这些患儿的语言增长速度会有所减慢，这就导致了他们的语言水平会表现的低于同龄组的正常水平。也正是因为如此，病理学家所使用的标准化评估的有效性和相关数据的可靠度变得极为重要。

需要注意的是：由于身处地理区域、群体及民族的不同，不同方言或文化影响而导致的日常交流或者发音方式的差异不应该被认为是语言表达能力方面的障碍。

文化和方言对于孩子语言能力的影响使得语言病理学家在评估一些讲方言的儿童的语言发育能力时存在困难。为了准确判断孩子是否存在语言障碍，首先必须要熟悉并区别具体方言的发音规则，了解孩子学习普通话和方言的顺序过程并考虑自出生以来便受到这些特殊发音方式影响的事实。值得注意的是，一些方言的发音特征会使得正常发育的孩子表现出类似于语言发音障碍的特征。需要明确的是，方言所导致的孩子在发音能力方面的差异并不是造成语言障碍的原因。

方言的多样性及地域差异性使得有关方言对孩子语言发育能力的影响方面的研究受到很大的限制，也很大程度地影响了有效数据的获取和积累。但是，目前已有研究发现并总结了针对说方言的患有语言障碍的孩子的一些典型且具有代表性的特征：

· 具有相似的词法句法方面的障碍。

· 接收和处理所听到的语言的能力都较为低下。

· 词汇量的累积速度都较正常发育的同龄人较低。

由于正常的语言能力在各种学科和工作领域中都有关键作用，患有语言障碍的孩子往往更需要这方面的指导和支持。对于语言病理学家而言，有效地将这一标准实践于干预治疗中的关键在于，如何衔接好学校和语言障碍患者之间的联系。首先，必须确保学校的老师对患儿的学习过程有所了解；其次，需要明确的是，在对待语言障碍的孩子时，专业人士可以协调学校老师或其他教育工作者的具体行动。2010 年美国制定的共同核心国家标准是一套由全美州长和全美首席教育官理事会制定的一个确保每个学生受到应有教育的标准，该标准使发育障碍孩子受益，这值得我们学习。

（四）不同年龄的干预要点

语言障碍这一疾病本身具有特异性，不同患者的严重程度也存在很大的差异。根据每位患者所处的语言能力发育阶段以及具体情况（包括听力、认知水平和语言表达能力等）的不同，相对应的需求也会不同。除此之外，社会及家庭背景也是导致治疗方案的多样化和特异性的原因。在对待说方言的患者时，语言病理学家在实行干预治疗时也需要考虑和选择具体使用的语言。

语言干预的目的是刺激语言的整体发育并提高患者在不同语境中的综合交流能力，以此提高他们在日常生活中与人交流的频率并帮助他们在日后的学习和工作中取得成就。

2015 年，Roth 和 Worthington 总结了具体的针对每位患者制订不同的干预方案，并列举了一些针对青春期孩子干预的样本案例。除此之外，他们还总结出下列适用于不同年龄患者的基本干预原则：

·干预应当是以促进沟通为目的而不是教授具体的行为。

·干预方案不能是一成不变的，在对患者的日常表现进行定期监控的前提下，根据患者语言能力具体发展情况的不同，应及时调整。

·干预治疗的方案应该是根据每个患者的学习能力以及具体存在缺陷的不同而特别制订的。

1. 干预形式与方法

（1）干预形式

·辅助和替代沟通：即补充或代替自然语言和书面语言的辅助形式。例如图像传播符号（PECS）或语音发生装置等，通过肢体运动或特定的传输设备来代替孩子自己的语言表达。

·计算机技术的运用：即通过电子设备（如 iPad 等）中的软件来教授语言技能，包括词汇、社交技能和理解并解决社会问题的能力。

·视频影像指导：又称视频建模（Video Modeling），即将想要教授的行为或能力记录成视频，让孩子观察并模仿视频的内容，与此同时记录孩子观察和模仿视频的过程，以便于日后进行定期的观察比较。

（2）常见干预方法

针对患有语言障碍的孩子的干预方案多种多样，干预可以在很多情景设置下被实行，例如特制的治疗室（由专业人员主导）或者儿童活动中心（被同龄孩子包围）。

以下针对语言障碍一般治疗方案的简要说明，其中有一些治疗方案也在其他领域被广泛运用，例如社交沟通障碍和自闭症谱系障碍。以下方案并不是最详尽的，是对几个典型方案进行的简要说明。

语言病理学家应当准确判断出针对不同的病例具体哪些方案是有效的，具体需要考虑的包括患者的语言背景、语言障碍的严重程度、受影响的语言域、学习风格和交流需求等。

1）行为干预

行为干预的目的是在于减少会造成问题的各种异常行为并教授以正确的替代行为的治疗方案。此方案是以学习具体行为与操作为原则，涉及包括分析引起患者异常行为的一系列原因和由异常行为而导致的后果，随后进行针对异常行为的调整，即教授以替代行为并协助减少异常行为的发生频率。行为干预治疗可以是一对一的，也可以是在自然情境下以辅助的方式进行的。具体行为干预方式包括以下内容。

分散式训练（discrete trail training，DTT）是以一对一的形式，通过对具体行为的示范来传授技能。将教授某个具体行为的过程进行拆分，包括对前因后果的分析、亲身示范、为了加固学习效果的赞扬和有形奖励等。分散式训练具有很高的使用率，学习者的模仿过程可以在合理的程序中得到有效辅助。

早期强化行为干预是一种在一对一形式下，利用分散式训练来教授各种语言行为的综合治疗方案。该治疗通常是在自然环境下进行的，一般从患者的家庭开始，逐步转移到早期教育机构或者其他便于新技能学习的情境中。

功能性沟通训练是一种结合对具体适应不良的沟通行为进行功能性分析的行为干预治疗，并教授以替代行为。最终达到对适应不良行为的彻底消除。

情境教学，即在自然行为发生时，抓住机会进行行为教育。这种教学方式是以孩子自身为主导，所以行为的主动性强。

Lovaas 干预是一套系统全面的早期强化行为干预的计划方案，干预是以分析具体的应用行为为原则，对新行为的教授是补充和建立在原有行为的基础上。该计划一般起始于每周 10～15 小时的干预，最后逐渐增加到每周 35～40 小时。

核心反应干预（pivotal response treatment，PRT）是以游戏的形式进行的，并以孩子为行为发起人的治疗模式，也被称为自然语言范式（natural language paradigm）。最终目的在于教授语言的同时减少孩子破坏性的行为，并增强孩子与社会沟通交流的能力。该治疗并不是针对某个具体的行为而是关注孩子的核心反应（对于社会互动的反应与自我调节、动机等），并完善孩子跨领域的广泛技能。

2）语言干预

一些语言干预的方案是专门针对某个特定语言域（即语音、语义、句法和形态）的，其他则是比较全面系统的，针对更加广泛的语言和沟通技能（如针对语言表达能力的干预治疗）。具体语言干预方式包括：

·以专业人员为主导，选择目标和治疗设定，并确定所使用的刺激方式（奖励或惩罚）。此方法通常运用于教授和语法及形态相关的语言能力。

·以孩子为主导，专业人员通常跟随孩子的领导，在日常生活的随机情景中帮助孩子增强语言能力。此方法通常具有随机性，可以包含对词汇量或者语法的扩充，复杂语法或词汇的拆分讲解或者不同语音域之间的联系。

3）讲解式干预

讲解式的干预重点在于提高孩子叙述事件的能力，包括将具体情景用语言的形式传达给听者，运用恰当的叙事结构来组织所要表达的内容，利用不同的词素

（例如不同复杂性的句子，不同性质的词语或短语）来增强所要叙述事件的清晰度。

4）亲子式的干预

鼓励孩子通过游戏的形式与父母或亲人进行行为和语言上的互动，促进能力的发展。该方案侧重于跟随孩子的领导，激发孩子的创造力和自发性，并有效地刺激孩子的感官、运动机能和情绪。

5）感觉疗法

感觉疗法主要用于治疗感觉统合失调或整体功能障碍。此方案的目的在于增强孩子的感官输入。比如通过声音刺激来促进中耳和听觉神经的发育并以此来治疗听觉系统的失调和障碍，或者通过设计好的电子程序来训练并加强孩子的记忆力、注意力，缩短信息加工和反应时间等，目的在于完善语言表达和阅读能力。

2. 不同年龄儿童的干预方案

（1）对学龄前儿童（3~5岁）的干预

一般正常发育的学龄前儿童，语言能力的发育是迅速的，词汇量会随之不断地扩充。然而对于那些还有语言障碍的孩子而言，这个过程可能会比较迟缓。通常针对这些孩子的干预包括以下方面。

1）语音方面

·帮助改善存在明显障碍的理解能力，尤其是当孩子的日常交流受到影响或者造成语义和语法方面的问题，方案包括：增强共鸣能力，增强发音的准确性。

·增强语音意识：包括了解押韵，对一些词汇进行发音的切分。

2）语义方面

·对词汇量的扩充。

·增强对不同词语的语义关系的理解和运用，例如行为与对象、同近义词，反义词等。

3）词法和句法方面

·促进学习并正确应用适当的词素，特别是动词、代词等。

·增强所说句子的复杂程度和平均长度。

·促使孩子表述不同类型的句子。

4）语用方面

·增强孩子在不同的语境中语言转换的灵活度。

·运用想象游戏的方式来巩固新学习的语言技能。

·增强交流沟通能力包括开启并保持一段对话；对于同一话题的维持及转换

能力；对于突然中断的对话的补救。

·增强叙述能力。

5）识字方面

识字能力的建立一般可以通过阅读书本报刊、小故事或者信件来提高。

（2）对学龄期儿童（5~10岁）的干预

对学龄期的儿童而言，干预方案应当着重于如何帮助他们获得所需要的语言技能，从而完成正常的学习任务和日常生活所需。更确切的来说，干预的方案是以具体的课程为基础，并根据不同的课程来判断所需要提高的语言技能。

方案的建立和实施通常是需要病理学家、家长和在校老师合作完成，通常的干预治疗包括：

1）语音方面

·增强语音意识。

·缩短处理（理解并做出回应）所听到语句的时间。

2）语义方面

·对词汇量的扩充，特别是具体的学科所要求的专业词汇。

·增强对词汇的深层次理解和运用，包括一词多义；同一词语在不同语境中可能存在的不同含义；抽象的词汇。

·帮助他们理解比喻性的语言，并正确识别语言歧义，例如多义词。

·帮助他们在表述事物时做到尽可能的完整并且条理清晰，可以进行进一步补充说明的能力。

·促使他们能够对事件进行概括。

3）词法和句法方面

·促使他们使用更复杂的词素，例如形容词。

·增强他们分析复杂句子（例如含有前后缀成分的句子）的能力。

·提高他们理解和运用复杂结构句子（例如复合句）的能力。

·增强他们分析和判断语法正确性和用词准确性的能力。

4）语用方面

·增强孩子在不同的语境中（出于不同目的，例如礼貌、说服力或补充说明）转换说话方式的能力。

·提高不同层面（例如学术交流、社会互动、叙事或衔接对话时）的语言技能。

·增强他们在课堂上的互动能力（包括回答或提出问题）。

·增强他们在谈话突然中断时的补救能力。

·帮助他们明确什么可以说，什么不能说。

·帮助他们明确什么时候可以说，什么时候应当保持沉默。

（3）对青春期孩子（11 岁至高中）的干预

随着孩子进入青春期，具体课程的要求也会随之提高。患有语言障碍的儿童往往会因为课程难度的提高而遇到更多的困难并表现出更多的缺陷。尽管基本的语言技能得到了系统的训练指导，但是这些孩子所表现出的在沟通能力和学习成绩方面的差距还是会较为明显。在这个阶段，干预往往应当着重于如何弥补由于语言障碍而导致的差距，例如培养合作意识和责任感的意识并提高孩子的主动表现能力（例如主动坐在教室的前排位置），因此，在这个阶段，孩子自己的参与是很重要的。

一般在治疗这些孩子时，应该使用一些带有策略性的指导，例如针对规定、技术或者理论的教导，或者在日常情景设置中都会遇见的问题的指导，以此来增强他们语言认知能力从而为日后学习新的语言技能奠定基础。所以，在这个阶段，干预的重点在于指导他们如何去学习，而不是具体学什么。例如：①根据语境去推导含义，判断主要思想，破译不同学科中专业词汇的含义。②制定学习计划和作业完成计划。③检查拼写和语法准确性的能力。④利用电子设备来获取信息并分享给同学的能力。

（4）青少年或比较大龄儿童的干预

对于语言障碍患者而言，由于在学龄以及青春期所经历的困难可能会继续伴随之后的生活，通常这些孩子很少完成高中和大学学业，因为他们有基本自我意识和思想后会选择回避困难而不是继续完成学业。因此，语言障碍患者从事的职业一般对于技能的要求都是比较低的。

所以，为了更好地帮助这些语言障碍患者，更多教育和事业方面的支持需要被提供以帮助他们完成从学生到青年时期的过渡。这些支持包含但不局限于：

·过渡期的规划：包括职业目标和相对应的教育背景要求、学术咨询（入学要求）、职业咨询、寻找工作机会和社交网络的建立。

·过渡期的目标制订：为了成功过渡到大学、大专院校或就业，协助内容可以为准备简历、帮助训练面试时的表达技巧、面对权威人士时的表现或者如何在应征者面前自我宣传的能力。

·就业支持服务包括确定职业优势、职业咨询、职业培训、求职援助和就业辅导。

·针对残障人士的个性化服务包括在功能上便于残疾人士活动的住宿，确保为他们申请在学特权，例如延长考试时间等。

除此之外，当孩子还在初、高中时，校方的工作人员也可以协助这些语言障碍的学生提前做好进入过渡期的准备，具体包括以下内容：

·组织家长和孩子一起进行未来的具体规划。

·培养家长和孩子对于文化和社会价值的感知能力和敏感度。

·让孩子意识到他们自身所具有的权力并培养他们自我宣传的能力。

·帮助学生确立一个切实可行的目标或者选择一所适合的院校。

·协助家长和学生详细了解今后在高等院校或工作中可以申请的特权和服务（例如上文提到的针对残障人士的特殊服务或就业咨询等）。

·帮助学生准备日后申请特殊服务的文件和证明。

3. 应注意的细节

除了需要选择具体的干预治疗方式以外，语言病理学家还需要判断应当在具体什么样的情境、时间，以什么样的模式对患者进行干预治疗才能达到最理想的治疗效果。具体需要考虑的细节包括：孩子适合一对一进行治疗还是在小组环境中；孩子更能接受来自于病理学家、家长还是老师的指导；具体治疗方案的长度和强度；选择什么样的情境（家、社区或者教室等）。

有关语言障碍的具体干预方法见本书相关章节。

第四章

语言发育障碍干预内容

第一节　早期语言干预的必要性

无论是遗传因素还是环境因素所致的语言障碍，一定是越早发现越早干预。众多研究明确儿童早年的语言能力和学习，对日后复杂的语言学习是非常必要的。早期的介入发育障碍儿童的语言干预，也容易使语言治疗师和其他专业人士及儿童的父母有机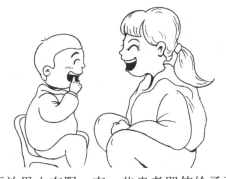会去建立融洽的关系。但语言发育障碍干预效果也有限，有一些患者即使给予了规范的干预，但恢复的效果不是十分满意。

词汇发展迟缓的儿童，一般可在 18 个月大时被确定，如果疏于早期的规范筛查，多是在 2 岁后才被诊断出来，这会严重影响早期的干预。针对小年龄的幼儿语言发育障碍干预，有些语言治疗师把重心放在教导家长如何与这些孩子交流以便改善孩子的语言状况，以强化他们的能力。这需要语言治疗师谨慎地评估孩子、制订计划并教育父母如何成功地把孩子在教室的学习带入家庭环境，让父母成为主要的治疗成员。

对于在学龄前被诊断为语言障碍的儿童，通常在学习过程中合并有学习障碍。一些研究显示。尽管发现异常后尽早给予了很多干预，但他们的问题会在若干年里持续存在，要追赶上同龄者所需的时间要长。长时间都无法改变语言学习困难的孩子以后的生活质量，包括个人幸福、生活满意度及教育、职业、家庭成员的相关地位等都会受到影响。这与他们的口语能力和读写技巧受到影响有关。对于学龄前期的语言障碍儿童，在纠正语言问题的同时，要注意有无合并学习障碍问题，如果发现有，应该有计划性地为读写设定阶段的学习内容。实际操作中，语言治疗师对孩子的语法与语言推论技巧训练往往忽视，而这两种能力对障碍儿童学习读与写而言是非常重要的干预手段，所以对学龄前和一些学龄期语言障碍伴有学习障碍的儿童，这两方面的训练干预要得到重视。

一些研究儿童语言障碍的调查者在经过一段时间研究后认为，童年被确认为语言障碍者，语言障碍会明显影响其社交与沟通能力，但有可能自行消失。所以，语言发育偏移需要早期介入干预，这样对这些孩子的社交和沟通影响可能减到最小。因为充足的语言能力贯穿在日常生活中的各个方面，如果一个人的语言能力有缺陷，则会导致他在生活的很多方面出现障碍。

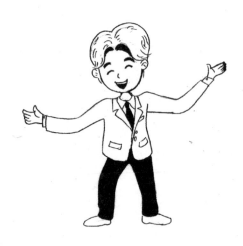

第二节　儿童语言干预的原则

语言干预是一个外延很大的定义，有很多理论体系和相应的具体方法，根据产生语言障碍的原因不同，方法也会有变化，故掌握儿童语言干预的原则对科学的掌握方法是非常重要的。

1. 发展时机的原则：建议语言干预的介入应及早开始并持续、系统的进行，这样干预效果会比较晚开始的短期干预更好。

2. 课程密集的原则：建议课程设计较密集，这样有利于儿童能力的强化，效果比较好，当然课程设计要符合儿童的身心发育，要让儿童喜欢课程。

3. 直接与间接干预相结合的原则：建议课程重心放在儿童的直接教导，同时对父母、普通学校授课老师及一些社区工作人员也进行相应的干预方法培训。

4. 广度与弹性课程的原则：一方面建议课程的设计要涵盖儿童一定的社会生活内容，要符合儿童及其生活环境的多维度，另一方面课程内容设计要随着儿童和家庭的变化有所调整。

5. 允许效果有个别差异的原则：并非所有儿童都能从干预中得到相同的效果，但是会比干预介入前有明显改善。

6. 适合语言干预的环境的维持原则：在干预介入过程中，儿童的语言能力会有进步，然而相应的干预环境要在儿童语言能力得到足够的巩固后再撤离，否则儿童习得的技巧就难以持久。

总之，这些原则为儿童语言干预的工作人员或父母在对儿童进行干预规划时，提供一些可遵循的方向，以便少走弯路，尽可能的取得较满意的干预效果，让孩子尽早康复。

第三节　语言干预的介入与介入者

语言干预介入是在学校、康复中心及家庭社区等环境中，对语言障碍的儿童提供的专业服务，其中包括了孤独症儿童、注意力缺陷多动症儿童、学习障碍儿童的语言干预介入。

语言干预介入者一般应是经过专业培训人员。专业人员要经过一定的角色转换才能融入语言障碍儿童的干预中去，这样有利于增加儿童的参与意识，以便取得好的效果。针对不同的疾病这些专业人员的背景是有所不同的，如从事听力障碍儿童语言干预的专业人士，应具有较好的听力解剖学、听力生理学及言语病理学的知识；从事孤独症及智力低下儿童的语言干预要具有较好的行为学和发育学相关知识；从事脑性瘫痪儿童语言治疗，除要具有发育学的相关知识外，要掌握语音学的相关知识等。可见语言治疗的专业人士须具有很丰富的专业知识培训。我国目前还未建立很成熟的语言治疗师的培训体系，语言治疗师如果从物理治疗师、作业治疗师及教师等专业转行而来，这样势必会出现一些知识的欠缺，因此相关部门一定要加强继续教育的工作。

语言治疗的专业人士也是一个多专业人员的合作团队，跨专业整合团队的模式比较适合我国的现状，我们应该让五官科医生、心理学家等多方面人才加入到这个团队。各领域的专业人员来做语言障碍的儿童康复训练。治疗过程中每个专业人士都要注意与儿童的关系融洽，以保证儿童的主动合作性。要跳出自身作为治疗师的单纯角色，要让孩子喜欢。例如，语言治疗师在语言干预介入前，给脑性瘫痪儿童调整关节辅助器材，以降低孩子本身高与治疗师平视，并与他们打趣对话，以获得亲近感。语言治疗师在对儿童进行干预时，要注意以家庭为核心的干预模式，儿童家庭的功能被视为与介入适当的干预内容是无法分离的。家庭氛围和需要必须被重视，且并入介入计划中。

语言治疗师必须认识到我们的干预和其他的干预一样，最终都是为了如何让孩子可以终止干预。干预可以协助孩子认识自己的问题，成为自己的治疗师。实现这一条就要教授儿童一些干预内容，而不是在治疗情境下让他们被动接受特定的教导。一旦儿童可以做到这点，他就可以不需要治疗师的指导，进一步自我扩展学习了。

语言干预的结束标准一般是要符合下列条件：

儿童的父母提出儿童不再接受服务的要求。

为儿童设定的目标都已达成或有如下问题。

· 干预方法无效，也无法证明会为治疗带来其他效益。

· 儿童本身的语言障碍不会再影响儿童在教育上的表现。

· 儿童对干预介入的参与缺乏动机。

· 儿童无法由干预中获益。

第四节　语言干预介入的场所和方法

语言治疗师或其他专业人员干预介入的方式，以及提供干预的态度与形式会随时间而改变。针对不同的患者和不同的条件会有不同的方法。以下是不同语言干预介入场景中所具备的优点。这些方式有抽离模式、教室模式、一般咨询、合作咨询模式。这些方法中，每一种方法都是对前一种方法的补充。

1. 抽离模式（从集体环境中分离）

这种方法的优点是，儿童一般不会因教室活动而分心。儿童有机会在较少威胁与竞争的气氛下进行学习和练习。缺点是学习语言的背景缺少自然语言情景模式下的环境，孩子错过重要的教室时间，同时缺少了与其他同学的互动。

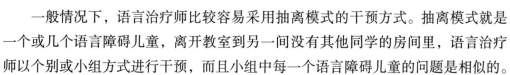

一般情况下，语言治疗师比较容易采用抽离模式的干预方式。抽离模式就是一个或几个语言障碍儿童，离开教室到另一间没有其他同学的房间里，语言治疗师以个别或小组方式进行干预，而且小组中每一个语言障碍儿童的问题是相似的。

这种模式的理论根据应是把孩子从群体中隔离出来，在一个安静环境中根据孩子的具体问题，提供一个特定目标来加强训练。这不仅减少孩子分心的机会，同时也避免对教室中正常孩子课程上的干扰。这种方式的一项潜在负面影响是把语言障碍的孩子独立出来，可能使得这些孩子被同学们认为与正常孩子不一样，被贴上标签。更为重要的一点是，孩子被抽离出来的教室环境，正是他们所学习的语言要使用的环境。这些原因使得在抽离模式下，语言的教导内容缺乏自然语言环境的逻辑关联，是相当不自然也不切实际的语言。另外，语言障碍儿童的治疗常常是在康复中心进行，其语言干预的内容也同样缺乏同环境的逻辑关联，这与抽离模式是相似的。所以，抽离模式下的语言干预，一定要注意采取循序渐进的方式，让儿童认识语言沟通的治疗情境和日常生活遇到的情境存在相似性，否则就无法期待孩子能把疗程中学习到的语言应用到实际生活中去。

关于抽离模式所采取的分隔方式有关条例做出规定，应该让孩子在最少限制的环境中获得最合适的服务。早期干预应该尽可能在有正常孩子的自然情景中进行。为了干预而把孩子从他（她）的群体中隔离出来，呈现出更受限的环境，除非非常需要，通常不应首选。

2. 教室模式

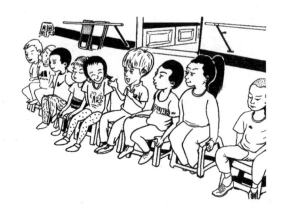

教室模式的优点是：①治疗师熟知孩子语言障碍的问题所在，在教室模式中，治疗师可以通过观察发现儿童在自然交流环境中出现的语言沟通问题，这样对治疗师做进一步的框架设定、计划安排有非常实用的指导意义。②实地演练。治疗师可以根据实际场景模拟语言沟通情景，有利于孩子将学习到的语言技巧可运用现实生活中，更有利于孩子掌握技巧。该方法的缺点是：可能对其他学生或教师产生影响。

教室模式是基于对语言发展、社交基础的认识及语言学习背景支持的需要，可用来弥补抽离模式的问题。无论是学前教育场所、幼稚园或学校，这些都是容易发现语言问题的场所，因为教师接触过各类儿童，对儿童各方面发展包括语言发展是比较了解的，如果儿童出现语言问题，则会很容易被教师发现。对儿童来说，教育与社交活动必须伴随语言干预介入一起用于语言障碍儿童的干预。教室是一个提供教师与学生、学生与学生产生更多自然情境会话的地方。语言治疗师在教室中的普通教育活动中进行干预介入，可以有更多机会去发现问题并提供即时协助，而且可以在沟通时即时矫正错误。

教室模式的困难点是，教室的作息安排可能因为教室里有一位需要语言干预介入的儿童存在而受影响。也就是说，教室是为所有学生传授讯息，而语言治疗师的介入只是为了一个或少部分学生进行语言干预的介入。语言治疗师的介入可能使得学生的注意力从教师那里转移到语言治疗师身上，这样会影响到教师的课堂纪律以及授课质量。由于语言障碍儿童在教室里得到与众不同的协助，可能会受到小伙伴们的歧视或嘲弄，这对孩子本身会产生负面影响。同时由于课堂中出现异常孩子和语言治疗师，正常孩子由于分心而自身无法专注于课堂学习，因此对他们也将产生不良的影响。所以，即使教室模式可以避免抽离形式出现的问题，但在治疗中也会衍生其他问题。

3. 一般咨询

一般咨询的优点是语言干预介入策略由治疗师传授给教师。教师是首要的干预成员。也就是语言治疗师将干预技能传授给学校教师，由教师对语言障碍儿童进行个别辅导。教师成为干预的主要实施者。该方法的缺点是教师可能认为治疗师才是提供干预服务的专家。尽管教师所学习的专业也会涉及儿童发展方面的特点，但是与具有医学背景的专业治疗师相比较，教师可能会认为他们接触的多数是正常儿童，对于异常儿童的干预，他们并非擅长，因此在治疗上可能还会更多

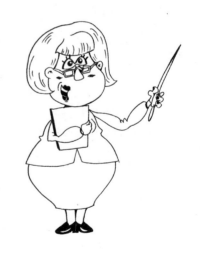

依靠于语言治疗师。教师可能会以自己教学为主，对语言障碍儿童干预极少：教师的日常工作中要执行大多数正常儿童所需要的教学活动，这部分工作可能已经占据教师绝大多数时间，因此对于语言障碍儿童的个别辅导可能会让教师无法抽出时间去实施，因而无法保证每天的必须干预时间。

4. 合作咨询

合作咨询的优点是教师与治疗师共同承担儿童语言干预中的责任。缺点是教师可能认为治疗师才是提供干预服务的专家。教师可能会以自己教学为主，而不能专心做这些事。合作咨询是语言治疗师与学校老师之间相互学习的一个过程。通过教授教师一些专业知识，教师进而用到平日教学中对语言障碍孩子的干预，另一方面，教师可以把普通教育的特点、进程及安排等随时告知语言治疗师，帮助治疗师设计出合理的方案传授给教师。这样可以消除一些抽离模式及教室模式的缺点。而且双方的专业人员都可学到另一个领域的专业知识；教师可以学到更多促进沟通的方法，语言治疗师则能对教师课程及常规有所认识。

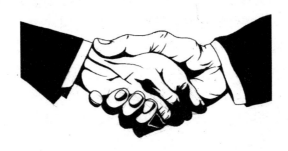

合作咨询模式在执行上有许多可能的变化方式，教室语言教学计划可以是教师与语言治疗师共同制订。类似这种特殊的方式，合作的努力方向还包括评估、目标设定、计划、对沟通存在异常及语言学习障碍高风险的学生的干预介入的执行等。

合作模式中语言治疗师和教师间的角色设定既可以是语言治疗师作教师的助理，也可以是语言治疗师作为教师的咨询者，具体以什么样的方式合作、选择什么样的干预模式可以根据计划的需要而定。

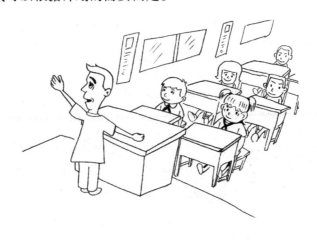

教育学中完全融合的概念是尽可能少的环境限制，是一个适合所有儿童的教室环境，不因教室中儿童的能力有区别而受到限制。也就是说提供所有儿童在最少限制的教育环境下合理的学习，即适合每个孩子，相互又不影响。这个观点是应该被支持的，然而我们知道实际执行时是很困难的。合作咨询是某种程度上的融合教育，要做好这个工作语言治疗师需要和教师有很好的合作，另外对教室环境和教学设备这些硬件的配置是一个重要的保障因素，随着科学技术的进步，这一点会逐渐实现。

第五节　语言治疗师在语言介入中的职责

（一）评估语言干预成效

准确来说，提升和修正语言能力的责任应落在所有跟语言障碍儿童接触的人身上。然而关于语言干预的成效，只有经过专业训练的语言治疗师方可提供语言康复治疗服务，因为充分了解正常的语言发展里程碑并掌握语言障碍儿童评估程序，对评估是非常重要的。语言发展代表的仅是儿童发展当中的一个方面，正如社会情绪和生理发展一样，它们在儿童发展中占据同等重要的地位。因此语言治疗师必须理解和掌握语言发展的理论、汲取更多语言介入计划的专业知识、技巧及其理论依据。正因为干预介入成效的研究是一个多方面知识的领域。语言治疗师也应该不断完善自己的知识，以便适合工作的需要。

语言干预评估必须具备更丰富的背景知识，还需要将一些临床技能应用于评估工作中。符合这样临床特质必须要善于学习、勇于探索并保持良好的心境，只有这样才能在面对很多困难时仍然积极向上。

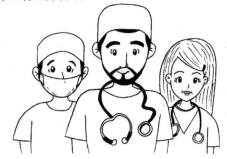

语言的表现因文化背景、居住环境、经济状况等实际情况不同而有所不同，根据这些不同个体化的分析才能准确地评估语言干预的成效，而不同的文化背景需要我们去了解和学习，在文化多样性的面前都要采取认同与尊敬的态度，不要抵触和武断，这对干预效果的评价是至关重要的。当我们关注于其他文化并将它视为一个潜在经验去学习时，也是我们对不同的观点保持开放、接纳、分享合作的态度，这是一种交流能力的体现，这样也可以共同制订出一个更有效的介入计划，从多元的角度与家庭共同进行干预，从而达到提高沟通效率的目的。

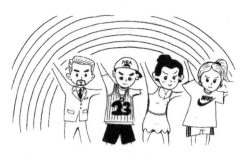

每一位语言治疗师都应具有语言发展异常的基本知识，应该知道如何利用这些知识来判断孩子语言发展是否正常。一旦确定孩子在语言发展方面存在问题，就必须立即决定语言干预的介入。这些知识也是干预后评估疗效所需要的。具体评估时可以对孩子在某一时间截点上的认知功能的静态横向对比测定，也可对环境中有利于孩子的一切线索与孩子得到的支持程度进行动态分析，还可以通过对孩子进步程度的系统性评价，预测未来可能的发展空间。所有这些都是语言干预程序中所要使用的方法。干预成效的评估是制订完善的干预计划的重要环节，另外两个要素也非常重要，一个是认识到语言能力与认知能力间的差异，另一个是孩子是否已经准备好在语言表现上做出改变，也就是合作性如何。

如果语言治疗师确信干预的介入是适合于康复需要的，则必须针对干预的具体措施拟定特定的计划，并充分考虑到发展计划实施中可能存在的各种变数。当然，这也包括与儿童用什么方式进行沟通、儿童的语言能力如何、平常交流中又运用了多少语言等。治疗师也要充分考虑什么是孩子最需要学习的，父母以及孩子的主要照顾人能把干预计划中所习得的内容带进家庭环境的程度如何，拟定目标时如何界定有用信息等相关问题。

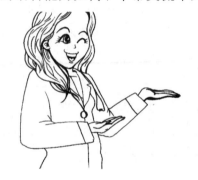

（二）充分了解语言干预介入前要注意的事项

1. 儿童能合作并配合结构化的功课吗？

2. 儿童与父母或照顾者分离时会与治疗师合作吗？

3. 图片对儿童有吸引力吗？需要使用立体影像或人扮演的游戏来呈现吗？

4. 儿童同时兼具接收性与表达性的语言障碍吗？

5. 儿童目前的家庭成员也有语言障碍吗？

6. 父母是否有参与语言干预计划的兴趣。

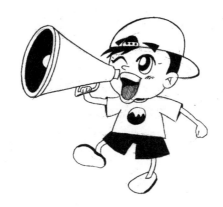

（1）如果是，他们投入这项特定活动的时间有多少？

（2）如果是，父母对于语言发展进程的了解有多少？

（3）如果是，他们通常与孩子的互动是直接和平等的吗？

7. 儿童对语言障碍有所察觉吗？

8. 儿童有谈论任何关于他（她）在沟通上受挫的事吗？

9. 在干预活动中儿童能提供多久的注意力呢？

10. 儿童对教育计划是否投入。

（1）如果是，教室的焦点是什么？例如：是否把重点放在学校教学内容上或者是学校教学以外的活动。

（2）如果是，儿童的语言障碍是否妨碍到他与同学的互动。

（3）如果是，儿童喜欢教室的干预课程吗？

（4）如果是，教室中是否还有其他语言困难的孩子，或是其他能力发展上的问题者。

（5）如果是，教师是否对孩子的语言能力表示关心呢，是否愿意参与介入。

（三）做好实际操作中的判断

仅靠了解干预中的注意事项不足以制订出适当的介入计划。成功而顺利的干预过程还需要将患儿的客观讯息与干预过程中详细的临床评价密切结合起来，从而制订出符合实际的干预方案。语言干预的技巧很难具体描述，它是一种经验与科学理论相结合的产物，为干预的过程提供主要的线索。治疗师在做决策时，必须谨慎，不要被未经证实的观点误导。即使目前许多研究致力于语言干预的效能方面，但究竟哪一种介入计划最适合哪一个儿童，这方面的知识还是很有限。因此，如果某个干预介入计划对一个孩子有效，不能就认定它适用于所有孩子，随意的假设是有危险性的。

治疗师在整个语言干预过程中要尽可能摒弃可能产生不良后果的干预介入策略，这是我们选择干预方法的基本原则。另外治疗师要随时保持对方案的质疑态度，直到所有证据都支持干预的效果是令人满意的。这样的一个过程才可能持续地整合客观信息来证实干预个案成功与否，以避免治疗师对所使用的经验技巧太过于自信。

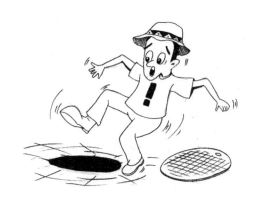

（四）遵循语言障碍判断的流程

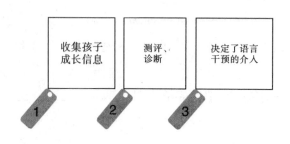

在进行介入计划时，语言治疗师必须从主要照护者那里收集孩子成长方面的信息，从语言病理学家、心理学专家、发育学专家那里得到孩子相关的资料，包括孩子的听力是否存在缺陷，孩子的心理行为发育是否落后于正常同龄儿童，孩子的大运动、手部精细运动发育及认知能力发育等是否与正常儿童有明显的差距等。掌握这些信息非常重要，可以使治疗师进一步判断孩子的语言或沟通上存在什么问题，需要在日常生活中采取怎样的解决方法，通过干预的介入治疗后孩子的整体能力可以达到什么样的程度。这种信息采集过程可以很好地评估儿童沟通技能的现状，总结出孩子沟通能力方面表现出的优劣势，从而根据孩子的优劣势制订出语言沟通方面的干预计划。

值得注意的是，如果孩子被怀疑有语言障碍时，听力评估是必不可少的介入干预前的检查，首先要排除孩子听力上的问题，如果孩子患有耳部疾患、炎症、严重的腺样体肥大时也会影响到患儿的听力，进而干扰其语言的发音或存在异常的听力行为。另外，进行心理测验也有助于判定孩子是否患有特定型语言障碍。进行心理测评很重要，它需要引入不同的干预介入方法，对于具有不同认知水平的孩子所采取的介入方法也是不同的，以后在给家庭提供持续性支持服务时可以为所给出的不同指导意见提供依据。

收集到所有的相关讯息后，语言治疗师可根据自己的评估结果做出最恰当的判断，并决定孩子是否需要语言干预的介入。语言治疗师应注意随时核对正常标准，对孩子的观察也应尽可能在自然情境下进行，对孩子的沟通能力便得以勾勒出较完整的轮廓。

评估的工具是语言治疗师来选择的，评估的结果用标准的常模或参考儿童语言年龄发育里程碑去做比较，也是根据实际情况因人而异的，这就要求治疗师要有一定的经验。随后要了解孩子在学习环境中所做出的反应。治疗师对介入的环境和情境选择也是很重要的。当然，环境和情境的选择和提供介入的方式一样，会因儿童的特殊情况不同而有所不同。幸运的话，语言治疗师或许有很多选择，但也可能被限制到只有一种选择。要注意到在孩子干预介入方式的选择上，照护者是一个关键的因素。要提醒语言治疗师的是，在以家庭为中心的服务模式中，尽量与看护者达到干预方法的共识，只有得到看护者的全力配合，才能够使干预顺利进行。

一旦决定了语言介入干预的开始方式和介入内容，治疗师必须有一定的训练技巧加以使用。临床应根据介入所设定的语言领域，谨慎地选用干预技巧，如怎样使用行为强化、对孩子的反应提供怎样的回馈和类化、如何去维持孩子语言技能上的提升并加以延伸等。这些决定应在早期干预介入计划的制订中被重点加以考虑，虽然语言治疗师给出的干预意见不是唯一的，但是他们所呈现的治疗方案是通过对孩子详尽观察后而决定采用的最佳方案，是

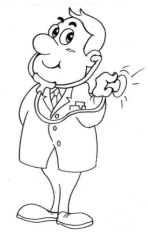

根据语言治疗师的临床经验以及从照护者得来的信息而制订，这些也都会随着新信息的收集而随时调整。

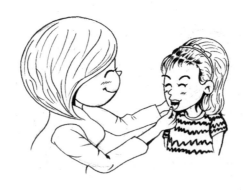

语言治疗师作为干预计划的决策者，这个角色不会因干预介入计划的施行而结束，而是要监测整个干预计划实施过程，系统性地收集关于介入方案各方面的意见，以便了解先前的决策是否恰当、是否需要修正等，这是非常重要的。若孩子在干预治疗过程中表现出进步，则介入计划就是有效的且应该持续。若孩子没有表现出可察觉的进步，那么治疗师就需要返回最初的选择目标及起始干预程序，去考虑孩子没有达到预期进步的原因，解决计划实施过程中的困难或修正计划中的错误。为了让接受干预的孩子步入轨道，有时候计划中的某些重要项目会被更改，而有时可能是一些次要项目的修正。

第六节　参与语言干预的其他人员

在语言介入治疗过程中任何与孩子接触的人都可以承担介入计划的一部分职责。大部分人在与孩子共同学习和随机互动中给孩子提供语言学习的机会和帮助，因为所有的随机互动都可以潜移默化地提供正面的语言学习经验。新的治疗师所面临的挑战就是如何利用与孩子的互动活动来提升孩子所欠缺的语言能力，设定渗透性的语言学习情境。而孩子的父母、其他照护者、班级教师、兄弟姐妹及同伴们可以依据孩子的特定需要、能力水平、一般状况等给干预治疗不同程度的帮助和干预延伸。语言治疗师的作用则是在此期间指导这些潜在的语言干预伙伴发挥其最好的作用。

这些"潜在的语言干预伙伴"与干预治疗的实施有着密切联系，并且具有两方面作用。首先促进语言的类化，包括对干预或未干预的内容表现出类化现象。类化语言指的是类型化、程序式表达某种语义的语言形

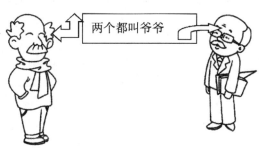

式，具有替代性、变异性和重复利用性。如"爷爷"不仅指对家中具有血缘关系的祖父的称呼，也是对所有年龄大的，具有"爷爷"长相特征的老年男性的称呼。社会和社区环境较容易教会孩子这样的类化语言，在这个类化中家庭成员的作用大于治疗师，他们可以使儿童看见头发胡须花白、面容苍老的男性就会自然而然称呼"爷爷"。其次是促进语言学习。语言学习理论认为生活当中语言伙伴的参与有助于儿童去通过较低风险的语言经验与语言伙伴进行交往，在交往中语言伙伴成熟的语言可以为儿童提供现成的语言经验，包括某个语言怎么去说、代表什么意思、在什么场合下运用才恰如其分等。这些生活场景促进孩子的语言学习，避免了因犯一些语言的错误而影响到儿童的情绪和自尊心。这种生活中的语言也应该与孩子的语言评估密切相关，这样评估的结果是多维度的并与实际生活相符合。

除治疗师外儿童生活中的其他成员是否准备好也是判定干预介入准备是否就绪的指标之一。

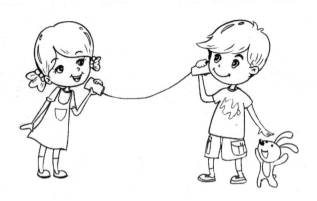

（一）家长的角色：做出决策的参与者和提供服务

由专业人员去赋予家长实际协助的角色，并进行各项相关知识的培训。这样做的意义是，家长身为团队的一员，即使他们不具备专业的技能去提升语言干预的成效，但他们被认为是在介入计划施行过程中最具有责任心的人。通过适当的方式将家长列入康复治疗的团队中，并在干预介入期间与家长建立相互信任、达成共识的关系，对完成目标具有相当重要的实质意义。如果某些家长在参与过程中能够很好地掌握语言干预的理论和术语，并积累一定的经验，那么干预模式的性质可以逐渐转为以家庭为焦点或以家庭为中心，这些在介入干预治疗成功的案例中都是非常常见的事。家庭在评估与干预介入中与语言治疗师是地位平等的伙伴关系，应该鼓励并允许家长在评估与干预介入时选择他们决策与执行，家长认为有效的方式治疗师要认真考虑，尽量给予支持，这是干预介入服务的主要宗旨。

语言治疗师一定要认识到，在干预介入时要赋予家庭成员一定的职责，并承认他们在服务过程中所扮演的角色的重要性，这种与家长通力合作去完成运作计划的模式，可以有效地发挥孩子所处的语言环境下对语言学习表现出的敏感性。这就像我们中国人学英语，如果没有很好的家庭或

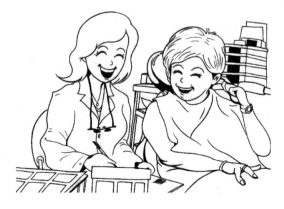

社区英语环境，孩子们学到的英语常常不能得到有效的发挥。所以当治疗师的文化背景与所服务的家庭不相同时，他必须认识到不同的背景下可能有一些误解，如对健康护理、儿童养育习惯、健康管理的不同理解等。

文化差异会影响人们对讯息的传递形式。有些文化习惯表现出偏好使用口语的方式直率地表达，有些文化习惯则偏好于凭借语言情境中潜在的寓意含蓄地传递。这种文化差异决定语言信息传递方式的关系是由语言表达者和当时他所处的文化背景来维持的。文化背景可有两种基本的模式，即高级文化背景和低级文化背景。高级文化背景被认为是正式的文化形态，可能表现出等级关系，如下属跟领导进行沟通时需要使用正式的语言或尊称。低级文化背景是一种观念形式较不正式且表现出平等的互动趋势的文化，如朋友之间的交流和沟通，它可以语言随意，但体现了说话双方地位的平等。对于语言干预而言，需要后者的文化背景下的语言模式，同时要了解儿童家庭的信仰和文化氛围。因此，如果语言治疗师用一种僵化的、固有的语言介入模式凌驾于家庭的习惯之上或与家庭信仰习惯不吻合就可能导致这种干预介入治疗缺乏有效性，而且妨碍了参与者之间的合作。因此，语言治疗师在实施干预介入治疗时应尽早决定到底哪一个层面的沟通背景适合儿童及所在家庭。家庭习惯具有多样性，来自于不同家庭的父母双方，可能具有不同的文化背景，这在生活中是非常普遍的现象。因此同样的问题在看法上也会有差异，这些有时会影响到儿童的干预。如语言治疗师通常会建议家庭每天利用晚餐时，花15分钟让孩子谈谈他白天活动的情形，但是或许有的家庭很少有规律的晚餐或家长习惯吃饭不让孩子说话，那么这个家庭就很难按照治疗师的要求执行，这时治疗师可以说服家长，但更重要的是变换方式来适应家长的习惯。

父母与孩子的相处时间会因家庭不同而有差异，但他们比语言治疗师花更多时间在孩子的干预上是可行的。也就是说，因为父母是孩子语言输入及接触频繁的互动者，凭借这样的优势与重要性，他们除了充当介入治疗的决策者之外，对孩子的语言介入也具有相当大的影响力。语言治疗师应该想办法利用父母的性格特征及兴趣，来协助他们帮助语言障碍的孩子。父母所承担的角色也会因人而异，应根据父母的文化水平、学习介入技巧的意愿与使用技巧

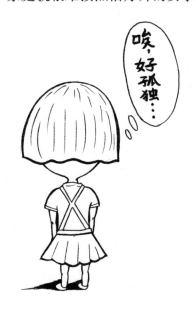

的频率以及把书本上讲解的有关偶发状况的处理技巧应用到家庭环境的能力而定。把介入情境与家庭环境营造得相似，有助于培养情境之外的类化能力，父母能够对介入环境的营造提供良好的建议，成为最佳的顾问。

语言潜能发展与父母的具体情况有关。如果家庭经济收入较低或者家中有亲人患疾病需要大量医疗费用，那么语言干预的介入可能只能退居次要地位。这种情况下，治疗师不要制订过高或不可能实现的目标而导致孩子有挫败感，其次，当父母参与介入计划时，不要对父母做不合理的要求，例如要求家长每晚进行几小时的语言干预介入工作，这个工作量对家长而言通常过多。大部分家长会尽力帮忙，但对多数人来说，这要求可能会影响到家庭的其他活动而最终导致无法坚持执行下去。

促进父母在自然情景中与孩子进行语言沟通从而参与语言介入治疗中，可以是父母和孩子共处的安静时刻，也可以是一些家庭成员聚集的活动，这种方式是一种很好地让家长参与干预的方法。家庭一般都有固定的用餐时间，利用这个用餐时间来增加与孩子的会话机会，建议父母也可以常常在这个时间段讨论工作，每一位家庭成员都可以增强孩子的沟通意图。这种时候随意的环境很重要，父母最好也不要设计奖励或处罚来对孩子的表现给予评判。

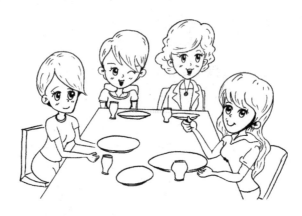

父母也可以作为干预介入计划中的运作者，让父母作为干预介入服务的传递媒介。因为家长掌握了一定的管理技能与治疗师管理技巧后，与父母的身份有效结合后，能够得到非常有效的干预结果。治疗师的管理方式保障了家长这种有效性的长期持续，所以家长在实施计划时需要治疗师长时间密集地监控，以便在孩子未出现预期的进步情况或者比预期结果要差时，可以根据具体情况进行分析，进而改变或修正计划。因此，即使家长在某些语言介入计划中有高价值的资源，他们还是无法取代受过专业训练的语言治疗师。如父母对介入后孩子的进步情况的主观判断往往与客观评估后结果显示的实际情况不太相符。因此有必要再次提醒，家长有时候太希望看到孩子的成就，但又缺乏语言病理学专业知识，以至于他们不能像专业治疗师那样能够客观评估孩子的进步。所以一定要正确认识语言治疗师的作用，最好的方式是将依靠治疗师的直接介入与依靠家长的执行介入相结合，即当家长在执行治疗师给他们制订的计划时，也应同时提供治疗师的介入。另外一些研究建议，应该从提供儿童语言学习经验的角度赋予家长一些特定的目标。当重度语言缺陷与肢体语言缺陷的儿童的父母表明有意愿参与时，应该提供他们一些特定的建议，以增进儿童读写与读写预备知识的经验。父母在阅读与讨论习惯上的差异，与儿童自然成长下的语言逻辑能力是相关的，所以提升父母的能力很重要。

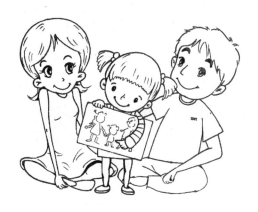

（二）学校教师在促进语言学习上所扮演的角色

在年幼儿童的语言介入计划中，学校教师可以扮演很重要的角色。通过对儿童语言弱点的了解，再加上经常有来自语言治疗师的经验协助，教师便可以在教室提供频繁的语言学习经验，并且让这些经验与教室的情境互相关联。

教师是教室环境中的专家，他们可以对在教室中介入的治疗师提供有效的信息或充当教师顾问。教师可以协助治疗师在教学安排中精准地找出孩子的语言需求所在，并且可以利于孩子在语言介入的目标上成功地类化。教师具有增进学生成功学习专业知识与技能的作

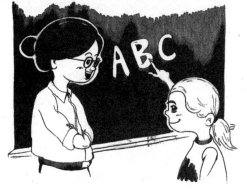

用。如他们可以通过定期变换学生的座位，来提升同学之间的互动（有些学生可能更愿意与有语言障碍的孩子互动），这可以让孩子有更多机会去与不同的人去练习新的沟通技巧。教师应该对学生之间的社交动态有专业的把控，他们提供的资讯有利于语言干预介入计划的拟定。

（三）同学在促进语言学习上所扮演的角色

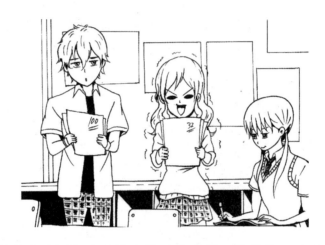

正常发展的儿童比语言障碍儿童学习能力强，学得快。通过对同学的引导，可以发挥同学对语言障碍儿童的帮助。只要正确引导，大部分正常孩子愿意为能力较低的同学调整自己的语言形式。不能忽视的是当正常发展的孩子想与人接触时往往是邀请同伴加入游戏，然而，当语言困难儿童想要沟通时，他们倾向于去找成人，这或许是因为一些相关事件让他们发觉，他们更容易被成人理解和接纳，与成人的互动更容易让他们找到安全感，因此这样的互动方式是能被接受的。这种社会现象提示我们对正常孩子的诱导是当前教育中的重要内容。

研究指出，不同能力的学龄前儿童在教室情境中进行互动时，语言缺陷或语言受限儿童会呈现出一种社交因果关系的状态。也就是说，如果孩子表现出有限的语言能力，那么他（她）与同伴发生互动的能力受限或是在发展友谊所必备的语言能力练习方面缺乏经验，不知道如何运用适当的语言去跟小朋友打招呼、邀请他们一起玩耍，这样就不能建立很好的友谊关系；当这些孩子因为语言能力有限而不能成为同学发展友谊的对象时，可能导致孩子缺乏动机去学习和发展语言技巧。如果将有缺陷的孩子安置在这样的班级一段时间后，就不难发现语言缺陷的孩子往往被忽略或孤立，这更提示我们一定要多给予正常孩子正确的诱导，发挥他们的作用。程度较轻的语言障碍儿童与年幼儿童能力相当，由于年幼儿童不成熟的社会化技巧，他们往往喜欢跟年龄大的孩子玩耍，因为大孩子的社交技巧要比他们成熟许多，这样小年龄孩子会觉得跟大孩子交往更有意思，而大年龄的孩子有时不太愿意跟小年龄孩子交往是因为他们的社交技能层次较低，跟他们玩耍没意思，这时就需要有老师或其他角色出面正确诱导这些大孩子。但对程度较重的语言障碍儿童而言，他们拙劣的语言技巧会导致他们被同伴忽视。如果这样这些语言障碍的孩子因为语言沟通能力使他们与同龄孩子互动的量受到了限制，相较于正常发展的儿童，他们的沟通能力也会因此呈现继续下降的趋势。

来自非主流文化孩子的语言及社会化问题，对治疗师来说是两大挑战。

由于许多重要的语言学习都与孩子的社交技巧有着密切的相关性，对语言治疗师和教师来说，学习如何给来自不同文化背景的学生提供社交机会及学习内容上的强化非常重要。语言治疗师和教师不能去假定认为教室内的语言学习互动在每一个学生身上都有效，而是要想办法增加教室内外学生的互动机会。教师及相关人员不仅要把语言困难儿童在沟通上对成人的互动依赖转移到班上其他同学身上，还应该教导这些孩子使用正确的特定语言沟通策略。这些技巧让语言能力受限的孩子不再把教师或治疗师视为是互动者，而把互动者的角色转移到同学身上，这样可以提升正常儿童与语言学习障碍儿童之间互动成功的机会，提升语言类化的程度。语言治疗师应利用教室中的社交架构来设定介入的目标，以鼓励不同语言能力的儿童彼此间的相互互动。

采用在教室中正常儿童的示范是因为他们语言正常且处于教室当中，但这也无法保证他们能对语言障碍孩子提供足够的语言示范。把教室中的正常儿童设定为教室中的示范者，进而调查他们与语言障碍儿童进行互动的效果，并给予合适的诱导，这样又可以发展出以教室为核心的语言障碍干预模式和计划。这种模式下要注意原本的立意及基本目的是要增强示范者与语言障碍者之间的互动，让语言障碍的孩子因为示范者语言的输入而受惠。针对与示范者互动少而达不到预期目的的情况，建议教师应该提前引导语言障碍儿童孩子与不同的群体熟悉，减少他们因为语言能力的障碍而去组织自己的互动小群体。

第五章

提升语言交流能力的要素

第一节　理论与实践的紧密结合

　　语言治疗师需要使用正确的评估方法，从众多的语言干预策略中选择可行的方法，制订出有效的干预介入程序。语言治疗师要决定依据哪种语言发展理论设计出治疗的策略，根据经验如何从现有可用的策略中挑选出与实际情况相符合的方法，并根据所选择的干预介入评估方法和策略来解释孩子在语言上的发展空间。即使干预策略所带来的变化比理论预期的改变稍微落后，也要从理论与实践结合的角度去分析总结和修正，理论与经验的结合在语言能力提升方面有重要的意义。

　　语言治疗师根据社会交往与互动的观点，通常会建议在孩子第一个有意义的字出现前，就要开始学习语言相关的各个重要基础能力，同时也强调要早期干预介入和家庭支持服务。在干预实施中，当照护者与儿童进行自然互动时受到儿童有限认知能力的干扰，或者因为早产而长期住院治疗或其他出生时的复杂问题导致照顾者与儿童的语言互动产生影响时，语言治疗师需要根据理论去认真分析儿童的行为与能力，并根据儿童的实际状况和治疗师的经验，制订出一套针对性的干预介入计划，并教导家庭成员在早期的沟通上如何提高儿童有限的能力。语言干预的过程中发展社交互动能力是很重要的内容。服务模式由传统的抽离模式转换为合作咨询模式，追本溯源也是来自于社交互动的策略。教室中的语言沟通系统与家庭环境是截然不同的，教室中语言交流的参与者可以是同学与同学之间、学生与老师之间，进行会话的主题也常常与学习、游戏等有关，而家庭中主要是照顾者与儿童，内容也会变化，想要让儿童在学校环境中和家庭环境都成功地参与语言沟通，孩子必须学习家庭、学校两个环境背景的沟通规则，并试图找出其中的异同点。例如，学校规定孩子需要轮流进行交谈，这在家庭的谈话环境中可能就不常出现。所以与其在治疗室中谈论教室中的各项规则，不如在教室中进行实际练习。教室本身就提供了治疗中所使用的语言架构及实际演练的机会。

第二节　语言提升的要点

　　语言治疗师制订的促进幼儿语言学习的一系列决策必须符合逻辑与儿童发展的科学规律，而针对不同语言障碍的儿童所采取的方式也不同。决策中一个主要的内容是选择最佳的治疗场所，这要依据对儿童的评估结果，还要加入父母及其他照护者对儿童的观察记录，他们提供的资料可以显示出孩子的优势，以及孩子生活中的语言需求和较容易介入孩子的干预等。治疗师同时要关注引起语言障碍问题最主要的原因以及对孩子最有利的语言学习方式，而这两点一般需要在一段时间的治疗后或是经过动态评估后才能决定。

　　在语言干预期间，可以应用一些评估方法和观察记录，详细地监控孩子发生的变化。了解语言障碍的原因并且制订语言干预的计划之后，如何有效的执行这个计划除了依靠治疗师的经验外，治疗师还应注意到有一些共性问题。①要注意到什么样的表现方式可以让孩子达到新的语言目标。也就是说为了较好的语言干预，目标贯穿在改编的故事中好，还是直接加入上下文情境的对话中好，这种选择要根据被干预儿童的能力状况、生活习惯等具体情况而定，要以儿童最容易接受和进入角色为准则。②孩子的语言干预成功需要采取多少种手段合适。例如，单靠听觉线索就足以获得目标语言架构的产物，还是应该听觉线索与其他刺激相结合。正确拼写的文字线索或符号，对孩子是有益的还是会造成他们的困扰。对于孤独症儿童来说，虽然他们可以读出正确拼写的线索，但并不具有意义，而且可能会出现反复诵读的情况，干扰学习的过程。而对于发育迟缓的儿童这种正确的拼写对语言的干预过程是有帮助的。③要考虑到干预过程中儿童是否愿意去冒犯错误的风险，儿童是否拒绝新的目标计划与训练内容等。需要给儿童提供一定的提示，使他们在构想新语言时只需稍加揣测即可。儿童是否愿意尝试将新语言与自发性语言相结合，什么样的辅助情况下自发性语言的使用较容易发生等方面也是要考虑的。④要考虑到什么情况下可以增强孩子改善语言表现的动机。当儿童对于自己所说的话被误解或者误解他人的时候，他是否明白沟通出现了问题。当儿童处于一个沟通失效的情境下，他能明白问题在哪里，什么方法可用来补救沟通失效。

　　显然，语言干预过程中目标的实施过程也是有步骤、有计划地进行。适合儿童的个体化目标制订前提是有一个非常准确的评估，这个评估的一个很重要的目的就是得到儿童的能力基线值，然后治疗师根据基线值来判断什么样的目标适合于儿童。当然，这个目标的制订也充分考虑到了儿童的潜能和客观允许的干预形式。在干预一定的时间后，治疗师可通过对比来检测儿童基线值评估是否合适。有些语言障碍的儿童，由于他们合作性差，较难获得他们能力发育的基线情况，这种情况下治疗师要耐心反复地评估，多利用儿童在自然情况下玩耍或生活的时候进行观察来评估。如果没有基线评估或进行了不恰当的基线评估，就会导致一些不好的现象，如时间浪费在儿童早已拥有的能力干预方面，或者是每日的干预随意性大、不系统。

第三节　目标锁定策略

　　如果目标是合适的，语言治疗师的下一步便是选定合适的策略为介入干预计划建立框架。目标锁定策略就是当一个目标被确定后，应该重点强调目标之间是如何衔接的，应该用怎样的方式去实现。目标锁定策略是一个在复杂情况下容易达到目的的思路，因为针对不同情况的患儿，不同形式的目标与不同的理论观点，只有目标锁定策略才能有利于实现因材施教，考虑到不同个体的差异，才能实现有计划、有步骤、针对性的干预。

第四节　选择介入背景

　　新的语言治疗师在刚开始制订计划的阶段中有一些决策处于试验状态，尚无法很清楚地判定这样的决策是否有效。正确的程序是，治疗师先了解孩子语言功能的问题在哪里，再进一步拟定治疗计划，以便让孩子习得新的语言能力，并逐渐与日常情境相结合，通过一定时间的观察，判定出已实施的决策是否真正行之有效。简单地说，治疗师应该先了解治疗计划应从何处着手、参与的人员有哪些，以及运用哪些架构等之后，再开始进行介入干预。此外，也应该针对孩子的进步准备一部分常规的计划，以便运用在提高干预的难度上。一般认为，针对成功的语言介入所设定的目标，必须与儿童天生的语言能力相贴近。所以，在介入过程中的某一个时间点上，语言治疗师必须确定治疗的环境与儿童所需要的自然环境是否类似。否则儿童将学到的语言技能在日常活动中类化就不容易实现了。有些语言治疗师一直到介入将要结束的阶段，才引进随机的类化活动；有些则在治疗一开始时，就在介入计划中将类化加入语言目标。语言治疗领域能力的提升，对其后目标的人际关发展等都是非常有帮助的。

第五节　语言提升过程的结构模式

语言干预介入过程中，语言治疗师能成功地达到计划目的，主要是因为他们通过详细了解干预中基本因素的构成，并且根据孩子的需求及治疗师个人的管理理念，以合乎逻辑且生动的方式将它们巧妙地加以结合。一般情况下，这些元素的结合可根据结合的不同方式，构成不同级别的四个方式，分别称作"训练"、"训练式游戏"、"结构式游戏"及"游戏"。这些结构组成的方式等级由"训练"到"游戏"依次降低。应注意的是，当一个干预模式由最高结构性转变到另一个较低的结构性模式时，干预介入的焦点也由治疗师中心变成了个案中心（以语言干预的儿童为中心）。也就是说，较高模式的"训练"的主导者主要是治疗师，其内容治疗师已设计好，并主导整个过程；而在较低模式"游戏"结构中，主导者主要是被干预的儿童，治疗师根据对被干预儿童的表现来安排治疗内容，但要紧密结合干预的目标。

虽然是四个级别模式，但这四个模式之间是彼此相关的。"结构式游戏"和"游戏"是很相似的，只是"结构式游戏"的构架要相对固定，而"游戏"的构架相对松散，就如同"训练式游戏"和"训练"一样，无论哪种模式都一定要紧密结合目标。例如，"训练"和"训练式游戏"在本质上是相同的，目的都是为了教会孩子某一项技能而设计的活动。但"训练式游戏"中加入了前置动机事件。也就是说，"训练式游戏"中加入了某些东西，以增加孩子遵从目标的可能性。有些孩子喜欢玩小汽车，那么在训练之前先拿出小汽车向他展示，以引起儿童的注意力，接着再由小汽车的活动将儿童引入训练的主题，如模仿发音"小汽车怎么叫"等。而"训练"中则不会出现这样的前置动机事件。除前置动机事件外还有后置动机事件（一种强化物），只有在儿童的实际表现与训练师的要求相符合时，才会提供。换言之，增强物的提供是为了强化孩子按照训练师的要求完成相应任务的行为，例如，只要孩子发出"吃"的音，而不再是对着食物哭闹，训练师就给孩子吃东西。那么"吃东西"的行为就是本文所说的增强物或后置动机事件。

前置动机事件与后置动机事件本质上都是儿童感兴趣的事件，前置动机事件是为了唤起儿童对训练活动的兴趣或注意，而后置动机事件则是奖赏儿童的正确行为。

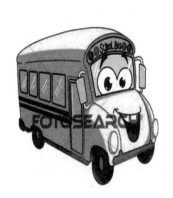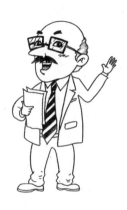

前置动机事件

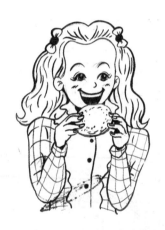

后置动机事件

随着结构模式等级的降低，前面多提到的前置和后置事件在游戏中出现的频次和力度就会逐渐减少。这也意味着治疗师在干预中的作用逐渐减弱，但并不是消失，其实等级最低的游戏的有效进行是要靠治疗师对孩子的能力、游戏的环境等方面符合判断。例如，在游戏结构模式中，治疗师在什么时候结束介入可能不会引起孩子的注意，因为介入干预融于游戏当中，游戏的结束也就意味着介入的结束，所以孩子不会明显察觉到介入干预的终止，这与训练治疗截然不同。但这种模式却对治疗师的能力要求较高，而且比训练更适合某些特定治疗情况的孩子。和游戏比起来，结构式游戏模式更接近以治疗师为中心的活动范围，在结构式游戏中更重要的是，治疗师必须花时间着重考虑干预活动的趣味性。训练式游戏模式中治疗师的角色比结构式游戏和游戏模式更明显。对于一些程度较重或刚开始被干预的儿童，训练式游戏可能比结构式游戏和游戏模式更有效。由此可见这几种语言干预的模式有各自适合的人群和机会，并没有说那个一定就优于其他，所以治疗师都要掌握。治疗师应不断总结经验，争取做到游刃有余，以便让儿童从中获益。

第六节　将照护者与孩子的互动运用于治疗中

由"目标锁定"到"背景的选择"再到"结构模式"，一旦按照这样的步骤进行后，下一步治疗师就要考虑如何与即将被干预的儿童互动。治疗师必须先要了解照护者与儿童之间是如何互动的，然后再决定哪些特定语言治疗技巧是适用于孩子的，而这些特定的技巧也被称为经验性语言介入技巧。

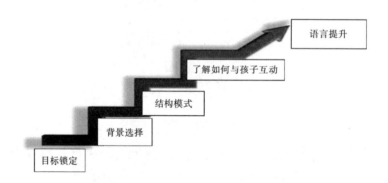

研究者指出，语言使用的具体结构模式，通常来自对"母亲—孩子"的研究，而且认为这对于提升婴儿的语言发展能力具有重要的作用。有建议指出，这些模式对于无法正常学习语言的孩子来说，也应该能够达到类似的效果。

在"照顾者—孩子"的研究中，必须注意这样一个重点就是要把照顾人与孩子二者之间的内在文化视为语言介入的主要基础。多数关于"照护者—孩子"干预介入的研究都是以主流文化家庭进行的，这结果显然非常可靠，因为主流文化是孩子应该生存的一种文化背景，脱离这一背景是不现实的。但是回避不了的是一些家庭的文化背景不是主流文化，针对这些家庭孩子养育中的语言练习、孩子与大人之间的交谈等观察发现的经验，多数对语言技巧的描述仅仅是个别案例，是经验之谈，它们的有效性并没有大数据案例的考证。

当语言治疗师试图与儿童进行"适宜的"互动时，很多文化的差异会对干预起到妨碍作用。例如，某些文化并不鼓励儿童主动先开口和大人交谈，以至于我们用"回应儿童的主动对话"的策略去教导父母时可能不会特别有效。即便假设父亲或母亲是孩子的主要照护者，主要对话的对象也可能不同，大家庭就不像核心家庭，其主要照护者的角色可能是祖母、伯母或年长的哥哥或姐姐。

在治疗期间，采用"照顾者—孩子"互动的技巧，对部分语言治疗师来说是一种挑战，他们的看法是，因为多数照护者会以相似的表达模式去鼓励儿童的语言互动，例如，有些儿童只需要对着奶瓶发出"嗯嗯"的声音，或者仅仅是用眼神去看想要的东西时，照顾人就会立即善解人意地满足孩子的要求。这种每次都采用的相似的语言互动模式就会告诉孩子：要表达个人需求只需要用一些肢体语言或者某种象征性符号语言即可达到目的，从而鼓励了他们的这种互动模式。

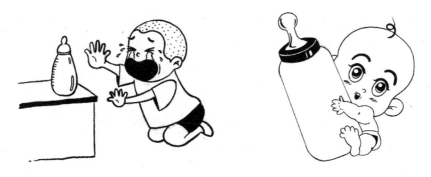

而语言障碍儿童早期就受到这些技巧的影响支配，照顾者常常会因为语言障碍孩子的缺陷，而迁就于他们，时间久了就有一种特定的"照顾者—孩子"交流模式，只有少数人能够明白。一些专业人士认为应该将"自然对话情境"放置于语言师设定的合适架构下来取代纯粹的自然对话情景可能产生的直接不良影响。他们相信，被诊断为语言障碍的孩子可能存在某些使他们无法从自然互动形态中受益的缺失。因此，只依赖这些自然的互动技巧，是没有机会让孩子的语言发展获得成功的。尽管存在着争论，成熟的语言介入技巧已被广泛地使用，并且是值得考虑的。

第六章

语言干预的技巧

生活在主流文化背景下的人群，语言干预的技巧源于日常生活中非常自然的"照顾者—孩子"之间的互动方式，将这种自然的模式运用在语言干预中，更能给人一种贴近生活的真实状态。虽然目标和策略主要是由治疗师所制订的，但在执行上，治疗师和儿童不像在表演设计过的剧本，而是重现生活中的对话场景。下面介绍几种促进表达性语言能力严重受限孩子会话发展的技巧。

第一节 模 仿

使用模仿的技巧来达成某些目的。首先，通过让孩子模仿可以向孩子证实他自己是可以按要求做出表现的，从而认可自己的这一能力，同时也告诉孩子他可以通过模仿他人来学会所教的内容；同时如果重复了孩子说出的正确语言，孩子可能会认为，自己先前所说的话没有问题，这样增加了孩子用语言表达的自信心。如果表示希望孩子去模仿他时，可以向孩子提供信息让孩子明白尝试会话并不会有发生错误的风险。因为语言障碍的孩子知道语言不是他们的强项，所以当他们说出来的语言不太符合当下的语言习惯或语言逻辑时，会无形中遭到别人的误解甚至嘲笑，这对于他们来说就是冒险。虽然为了让孩子做出合理的回应，在很多干预中广泛应用模仿，但我们通常仍把它视为较低结构性的方法。模仿的题材一般来源于正常发展的儿童及其照护者之间的对话内容，这些题材在语言范例中会经常使用。

对于模仿的定义可能被认为是一字不差地重复全部或部分（部分模仿），也可能要求即时模仿或是延迟模仿，亦会运用暂停或插入对话的方式。在模仿时，让孩子知道这个主题必须由他们一起来建立。

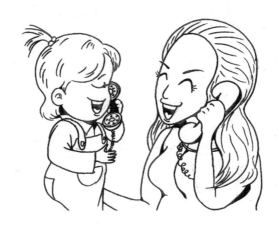

第二节　扩展法

扩展法被认为是对于孩子不成熟的语言产物的一种修饰，所以，它反映出成人对于孩子所期望表现出来的语言模式。有趣的是，有时候因为对孩子的意图并不是很清楚，治疗师无意扩展孩子原本想表达的意思，所以，当孩子说出像"猫走"这个词的时候，适当的扩展便是"猫跑掉了"，然后再去扩展动词以外的部分（例如，猫跑到车上了），这就构成了扩展法的运用，用到了一点经验性语言技巧。

通过猜想孩子想表达的语义使用扩展法帮助孩子说出完整的语言，这就如同模仿一般，对儿童提供一些有用的回馈。尽管孩子的语言行为并不一定是令人满意的，但扩展法在搭建儿童会话架构上的作用是被肯定的；也就是说，把儿童的表现当成一种转动的机制，可以用来开启、维持，或把它转移到一个已经建立好的主题当中。更进一步来说，为儿童的语言产物示范一个更可行的版本，它具有同样的沟通效能，但和模仿又不一样。

扩展法的"技巧部分"，应该谨慎应用于会话内容中。例如，孩子叙述正在进行的事时，孩子说话前，应该明白先前孩子语言措辞的架构是什么，否则就可能会错误理解孩子要表达的意思，而孩子可能也没有能力或意愿去予以纠正。

第三节　详述法

详述法与扩展法是密切相关的，利用对孩子所试图表达的内容做出较详细的描述，这种描述往往是按成人的版本进行的。要注意，成人容易对孩子口头表达内容进行扩展，但这可能超出孩子能力范畴的，所以必须仔细思考儿童口头表达的内容，并以此设计一种语言版本，能使孩子达到预期的语言目标。假使表达性语言发展的主要目标是要让儿童去理解生活环境中各种事物之间的关系，那么，内容设计就必须考虑儿童本身的领悟力。例如教导孩子春天与树木花草的关系时，就要考虑对"春天"这种抽象的事物理解是否是在孩子的理解能力范围内，即孩子是否心里明白"春天来了，树木、小草都绿了"。如果可以，那么即使在有限的治疗环境中也可以为孩子设计这样的会话场景。尽管孩子对春天的表述可能非常有限，但通过详述法，可以为孩子提供一个合适的语言版本。在实际应用中，要考虑孩子的领悟能力去设计内容，这对语言治疗师是一个较大的挑战。特别是对在治疗室进行的语言干预治疗，有限的会话场景对梳理会话的脉络是有一定的限制作用。

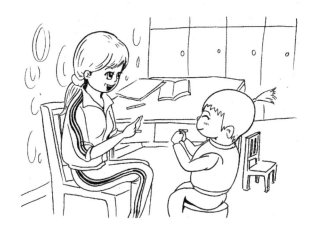

第四节 重 塑

　　重塑这项技巧是在孩子现有的语言表达模式中产生一个新的语言结构，来嵌入孩子本身的口语表达部分，从而给孩子一个正确的或完整的关于语言表达讯息的方式。类似于扩展和详述这两种技巧，需要在儿童表达的内容不正确（或不完整）时立即呈现出来。举个例子，如果儿童说"多一点饼干"，大人重塑这个表达并说"你想要多一点饼干"。孩子说"回家水"，大人重塑这个表达说"咱们回家喝水"。重塑常用于当孩子说出平时较少使用的语言结构时，给出孩子一个完整的表达模式。如果这种语言结构频繁出现时，重塑就有助于孩子在新的语言结构领域上的提升。

第五节 示 范

关于示范技巧的定义有很多，本书中采用广义的定义。示范可以被解读为，在某一情境中试图向孩子展现出一种符合于该情境的语言表达方式。与模仿、扩展及详述不同的是，其所示范的语言来源并不一定是儿童常说的。

有时临床所希望的示范是供儿童去模仿一些内容。在其他临床应用上，示范的方式是提供给儿童一个适合于目标架构的范例，而不论是在结构化的情境还是在自然对话中，示范所期待的不是儿童的回应，而是儿童能仔细聆听，并发现语词在这个情境中的作用，且对示范者适宜的语词予以增强。说话者有时可能是第三个人，根据被训练儿童的能力来决定哪些示范是合适的、哪些是不妥的，以这种方式引导儿童循着规则去归纳与学习。例如提供范例：与老师见面要打招呼"老师好"，离开要说"老师再见"。示范者提供上述范例不是期待孩子的立即回应，而是观察孩子是否明白老师给出的范例，明白"老师好"的作用是用于见面打招呼，"老师再见"是用于跟老师告别这样的场景。等到下次遇到同样的情景时，孩子就应该表现出的语言行为是"老师好"或"老师再见"

在某些语言介入计划中，自我对话与平行对话被认为是独立的技巧，这里的定义把它们视为特定的示范形式。自我对话指的是对于正在进行的事所做的独白；平行对话指的是对于儿童正在进行的事所做的注解或评语。儿童说的话并不一定要与情境紧密相关，有时是为了提供一个对正在进行的活动有适当的语言解读的机会。

第六节　超越式

　　照顾者对孩子的语言或动作技巧都非常了解，所以当他们对孩子提出要求时，可以预知儿童是否能顺利完成。通常情况下父母都喜欢见到儿童的成功，照顾者了解儿童的能力不只是因为照顾者喜欢儿童子表现，还因为他们希望能在要求儿童的任务上，适当地增加他们的难度。如此一来，他们便可以维持互动的挑战性（及儿童的注意力），并同时提升成功的机会，这两个语言目标有助于确保儿童的持续参与及学习。

　　这种超越式的互动应用在孩子与照顾者的故事阅读中。通常儿童都会一再要求阅读同一本故事书，这样儿童与照护者对故事里的对话会越来越熟悉，当母亲确定儿童有能力可以正确回答关于故事情节的问题时，照顾者就可以提出不同难度且具挑战性的问题。

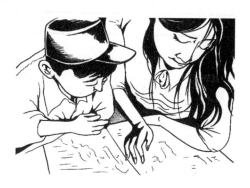

　　超越式在语言介入上被视为是一种有效的语言表达手法，也就是说，治疗目标一直维持在超出儿童能轻易达到的水准之上。如果目标太简单或是太难无法达到，那么这个目标就不是合适的。达成的目标太简单，不足以引起并维持孩子的兴趣，也就无法有所进展；目标难度过大，只会让儿童倍感挫折，而丧失自信心，也难以继续维持对话。要达成设定的目标，就必须考虑到先决条件，才能以有效的教学与练习来达成。称职的语言治疗师会通过不断监控个案的表现，来确定所选择的教材与目标是否都是恰当的。

第七节 沉默、观察、了解、聆听

室内活动的语言干预策略，常常要建立在与孩子的恰当沟通技巧上，这是经常采用的反应策略中的一部分，它提倡"跟随着儿童的引导"去发展干预策略，而不是对儿童强行进行干预。至少在与儿童交流的开始要保持沉默，观察儿童的能力及喜好，并将自己观察到的现象做合理解释，再听儿童说些什么。无论是否参与到对话中，治疗师都应该与儿童亲近融洽。室内活动语言治疗策略是让成人进入儿童的想法和情景中。

第七章
语言干预的几个问题

儿童语言干预有不同的观点和见解，这也说明实际工作中，每个从业者都需要学习理论知识，同时注意总结自己的经验，提出不同的问题，下面介绍目前较推崇的几个观点。

第一节　果断—反应模式

这个观点认为，针对每个将被干预的儿童都要详细描述儿童的主要语言特点，然后拟定合适的干预介入方案。可以通过儿童运用语言的能力，来描述其障碍类型，这对干预介入是一个非常好的导向。相关资料显示在儿童与不同的会话者之间互动的自然语言情境里使用该方法是很有效的。通常要对儿童在家中和教室环境的语言表达情况进行仔细观察，这样才能明确语言缺陷孩子的具体的语言问题在哪里，不至于产生偏差。

语言表达观察的内容一个是会话的果断性，这是儿童在会话时轮流提问的能力特征。另一个是会话的反应，即儿童对会话者的要求能够适当反应的能力特征。

如果孩子特性都在正常范围内，便属于正向的评价，否则便属于负向的评价。以下包含这两项特征的四种组合以及个别评价，每一种都代表着不同语言缺陷的形态：

会话的特质	对儿童的描述
说话果断，反应迅速（＋）	主动的会话者
说话不果断，反应迅速（＋）	被动的会话者
说话果断，反应迅速（－）	口语沟通无效者
说话不果断，反应迅速（－）	被动的沟通者

分析儿童的语言样的果断性与反应性，并进一步分析口语程度的表现，并谨慎地对照以上4种语言缺陷所描述的表现来确定孩子属于哪一种类型。这4个类型都非常具体，详尽描述了缺陷的表现，有些儿童的临床症状无法找到对应的那一型，但却是介于某两型之间。

一旦儿童被明确为其中的一种缺陷/语言形态时，基于儿童会话特性的干预计划就可以执行了。为这4个组单独设计介入计划的前提是，每种缺陷的纠正都与儿童在会话中如何使用语言有密切的关系。例如，孩子在会话上的表现是非常果断及反应迅速，说明儿童是个主动的会话者，即便按照孩子的年龄来说，他使用的语言形式或内容可能不如预期中的完美，但他依然将自己置身于会话情境并参与其中。如果孩子表现出来的是负向评价，还是要对儿童做出示范以满足会话伙伴所期待表现出来的果断性与反应性。在干预过程中，儿童可以体验出学习新的会话形式的兴趣，同时，儿童对于使用新学习的会话形式也会逐渐产生内在的类化。

第二节 干预过程中的会话架构

儿童语言干预介入时把照顾者并入治疗计划是必需的，但不能简单依靠家长的能力，虽然照顾者在日常生活中会花大部分的时间参与孩子的例行活动中，但如何和会话能力受限的幼童增进会话交流才是重要的目标。当一位语言障碍儿童可以成功地与成人语言沟通时，整个发展的领域都将受益，而不单单是语言沟通技巧的发展。所以，当参与语言缺陷儿童的会话时，就同时参与了他们的社交活动。在与儿童的对话彼此交互时，必须注意到能力较弱的儿童成功的机会。这对语言障碍儿童来说都是很有帮助的。

在语言干预过程中，治疗师或照顾者要让儿童意识到自己既是会话互动的开启者，又是合适的回应者。成人应当以平等的角度参与对话，也就是说，参与的治疗师或照顾者不应该承担会话的重任，也没有任何参与者可以主导会话。治疗师或照顾者的任务应该是去促进反应，参与会话者都应尽力去促进会话的运作。成人除了扮演好会话参与的角色外，还应该扩展孩子所能发挥的最大能力。要注意孩子在会话的运作上比较爱冒险，不喜欢有被控制的感觉，虽然语言会话的线索可能是根据治疗师或照顾者先前明确的主题或焦点而来的，有时也与成人所表示出的意愿或允许有关。治疗师或照顾者不要因为用于语言干预的特定的会话结束而随意结束对话，要观察儿童的表现，如果儿童有同继续对话的欲望，仍然是干预的好机会。

语言障碍儿童也经常被视为语言干预的沟通组合的成员，并需要将其语言能力修正到理想的状态。通常都有一位主要照顾者与儿童经常对话，所以儿童和照顾者都要接受指导，让照顾者知道在儿童的能力缺损时，如何进行有效的沟通，照护者要学会对孩子的语言尝试做更有效的引导。

第三节　教室介入与个别介入的比较

有研究显示对于早期词汇训练的儿童，在教室情境中学习的儿童，很明显更容易在家庭中产生类化。因此，研究者的结论是：针对早期字汇训练的目标，教室不但是可行的场所，而且是效果较好的场所。

另一个研究比较在教室内与教室外的情境中进行语言干预介入治疗的差异，把焦点放在治疗师和儿童的沟通动力上。虽然他们很仔细地观察了很多会话行为上可能存在的差异，却发现只有两种差异具有统计学意义。一方面孩子对治疗师的互动反应，在教室内的情境中是比较少的，而在教室外的时间则表现出较高程度的顺从，跟治疗师的互动反应也比较多。另一方面，语言治疗师倾向于在教室外时间的会话主导多于室内时间。

　　以上两个研究结果不难看出，在选择做教室内或室外介入治疗时，要注意孩子的具体问题、具体年龄，不能千篇一律。

第八章

常用的语言评估方法

第一节　Griffiths 发育评估量表中文版简介

　　1953 年，在英国和澳大利亚工作的儿童心理学家露丝·格里菲斯（Ruth Griffiths）在研究苯丙酮尿症预防食疗配方时，研究并发布了一套 0～2 岁儿童精神发育评估量表，为儿童发育指标制订了创新性标准。经大量数据研究后，格里菲斯又将这一量表扩展到 0～8 岁，涵盖了人类大脑发育最重要的时期。自 1970 年 Griffiths 精神发育量表（Griffiths Mental Development Scales，GMDS）发表以来，世界各地医疗机构都陆续采用了这套评估工具，并在医疗实践过程中体现了优异的信度、效度和反应度，逐步成为全球儿童发育评估黄金标准和诊断工具之一。

　　当今社会，儿童发育行为问题日益严峻。相关报道显示，在西方社会，15%～20% 的学龄前儿童有发育行为相关问题；在中国，这一数字也达到 12.97%。面对普遍率如此之高的儿童发育行为问题，我们迫切需要一套适合中国儿童发育行为标准，并且经过严格心理计量和临床测试的评估工具，供广大儿科医生、发育行为学专家、儿科康复医师和治疗师以及教育学家等专业技术人员使用，并据此为儿童提供相应的医疗介入手段和干预救助措施。Griffiths 发育评估量表中文版（Griffiths Development Scales-Chinese Edition，GDS-C）基于 2006 年 Griffiths 发育评估量表Ⅱ版英文版修订，于 2009—2013 年在中国北京、上海、天津、郑州、西安、昆明、香港等 7 个城市完成中国常模研究修订，具有相关知识产权，正是适用于开展 0~8 岁中国儿童发育评估工作的国际先进儿童发育评估诊断工具之一。

Griffiths 发育评估量表中文版包括 6 个领域：

1. 运动

该领域测试孩子的运动技能，包括平衡性和协调控制动作的能力进行评估。测试项目包括与孩子年龄相对应的运动如：上下楼梯、踢球、骑自行车、小跳和跳跃等。

2. 个人－社会

该领域评估孩子日常生活的熟练性，独立程度和与其他孩子的交往能力。测试项目包括与孩子年龄相对应的活动如：穿脱衣服、使用餐具、运用知识信息的能力，例如是否知道生日或住址等。

3. 语言

该领域测试孩子接受和表达语言的能力。测试的项目包括与孩子年龄相对应的活动如：说出物体的颜色和名称，重复话语以及描述一幅图画并回答一系列关于内容的相同点/不同点的问题等。

4. 手眼协调

该领域评估孩子精细运动的技巧，手部灵巧性和视觉追踪能力。使用的项目包括与孩子年龄相对应的活动如：串珠子、用剪刀剪、复制图形、写字母和数字等。

5. 表现

该领域测试孩子视觉空间能力，包括工作的速度及准确性。测试的项目包括与孩子年龄相对应的活动如：搭建桥或楼梯，完成拼图和模型制作等。

6. 实际推理

该领域评估孩子实际解决问题的能力，对数学基本概念的理解及有关道德和顺序问题的理解。测试的项目包括与孩子年龄相对应的活动，如数数，比较大小、形状、高矮。这个领域也测试孩子对日期的理解，视觉排序能力及对错与对的认识与理解。

经香港大学玛丽皇后医院、北京大学第一医院妇产儿童医院、上海复旦大学附属儿科医院、天津医科大学少儿卫生学教研室、西安医科大学、陕西省人民医院、昆明医科大学附属第二医院、郑州大学第三附属医院等临床实验结果显示，Griffiths 发育评估量表中文版可以有效地评估中国儿童的运动功能、学习困难程度、先天精神发育状况、发育障碍综合征、视力缺陷、自闭症、早产程度和社交/情感发育能力，并可以和孩子 0 ~ 8 岁大脑发育各个阶段的对应标准进行可靠对比，提供实用分析，得到明确诊断结果。

第二节　早期语言发育进程量表（上海标准化版）

（一）概　述

早期语言发育进程量表（early language milestone scale，EIM；early language milestone scale，EIMS）。上海标准化版常模是由金星明、刘晓牵头于 2005 年编制的。

1. 临床意义

儿童言语或语言迟缓是儿童期最常见的发育障碍，上海儿童中 2 岁儿童语言发育迟缓发生率 4.1%。国外报道表达性语言发育迟缓的发病率是 18 ~ 23 月龄为 13.5%，30 ~ 36 月龄为 17.5%，特发性语言障碍在学龄前儿童的发生率为 7.4%（女 6%，男 8%），2 岁时为 9% ~ 17%。学科设置完善的西方发达国家有人类交流障碍学及其三门分支（听力学、言语听力学和言语语言病理学）为临床不同年龄人群提供了大量语言评估量表，能有效应用于语言障碍的诊断。我国儿童语言障碍研究和临床还处于普遍粗浅、混乱的状态，缺乏有效的、全面的儿童语言评估工具。婴幼儿语言发育水平的评估，目前一般采用格塞尔量表的语言部分，但该量表语言部分项目少，而且不能更准确地评估理解和表达。这使临床医生难以认识和诊断儿童语言障碍。因此，临床迫切需要专门的汉语儿童早期语言发育评估工具。

2. 常模样本的代表性

常模来自 2005 年 3—8 月在上海多阶段分层整群抽样样本，有静安、徐汇、黄埔、卢湾、杨浦、闵行、浦东、宝山、南汇和奉贤 10 个区共 70 个抽样点。调查回收问卷 9157 份，有效问卷 8549 份。有效应答率 93.4%，质量控制合格。样本来自 5 个中心城区、3 个新建城区、2 个郊区，经济水平分属上、中、下等的地区各占 16%、61%、23%，为正态分布。样本地理位置和经济水平均具代表性。

男女比例为 1.027:1，卡方检验与 2003 年上海市性别比例无统计学差异。年龄分组情况，0~35 个月龄每月龄为一组，每组人数 213~270 人，该量表是目前国内单中心调查年龄代表性设计最好的发育量表。

3. 项目设置

49 个项目源于美国神经发育儿科医生 Coplan 编制的第 1 版早期语言发育进程量表。早期语言发育进程量表（第 1 版）1983 年发表，被作为有代表性的早期语言能力筛查量表纳入《尼尔逊儿科学》，现临床应用的是 1993 年发表的第 2 版。早期语言发育进程量表有项目"说 50 个词"，是让家长估计孩子的词汇量，答案粗略，故删去该项。此外，修改了项目"说第 1 个词"和"说第 4~6 个词"的具体解释。早期语言发育进程量表的"说第 1 个词"和"说第 4~6 个词"都是指"除了妈妈、爸爸、其他的家庭成员以及家中宠物名字以外的词"，由于在预调查中发现中国的家庭成员和宠物数目有很大差异，以致"除了妈妈、爸爸、其他的家庭成员以及家中宠物名字"以外"会说第 1 个词"和"会说第 4~6 个词"使的词汇量差别相当大，因此"第 1 个词"和"第 4~6 个词"的定义被修改为是指"除了妈妈、爸爸以外的词"。其他项目的来源：丹佛发育测试（DDST）和格塞尔发育诊断量表（Gesell developmental schedules，GDS）9 项；国内其他智力测试 1 项。

上海标准化量表有 59 个项目，分为"语言和语言表达"（A，26 项），"听觉感受和理解"（B，20 项）和"与视觉相关的感受和理解"（C，13 项）三部分。作此划分是原版早期语言发育进程量表特有的形式，其理由是：0~35 月龄儿童有一个特殊的语言阶段即前语言阶段，在此阶段儿童必须借助表情、手势等与视觉相关的肢体语言完成情感、意愿的理解和表达，故特意设置"与视觉相关的表达和理解"分量表单独评估。

量表有 15 项需要现场测试（记录单均以 T 标注），其中 12 项需要测试工具，包括大皮球、小皮球、有柄杯子、蜡笔、小勺、铃铛各一个，不同颜色方形积木 2

个。其余由家长报告获得结果。每个项目按通过与否计分，通过记 1 分，不通过记 0 分，故每个样本有 A、B、C 及总量表四个得分。根据统计学原则，得分等于或低于第 10 百分位数（P10）记为"异常"，得分大于第 10 百分位数（P10）记为"正常"，如果得分等于第 10 百分位数，而该年龄组的第 10 百分位数与第 25 百分位数得分相等则为"可疑"。

（二）量表测量学考核

鉴别度分析项目的 CR 值均有统计学差异，鉴别度好。

1. 信度考核

各分量表分半信度为：AO. 9528，BO. 8533，CO. 9515；Cronbach a 系数为 AO. 9723，BO. 9476，CO. 9522，各分量表和总量表之间的相关关系分别是 rA 总量表 $=0.893\,3$，rB 总量表 $=0.939\,7$，rC 总量表 $=0.785\,1$，样本复查量 3.1%，复核项目的简单一致性百分比 $-1.0\sim0.955\,9$，Kappa 系数 $-1\sim0.945$，Kendal tau-b 系数 1，信度良好。

2. 效度考核

与 Gesell 发育诊断量表相关系数为 0.795，Kappa 值 0.786，本量表的灵敏度 78.3%，特异性 93.7%，阳性预测值 88.7%，阴性预测值 87.3%。效度好，可以有效评估语言能力。

（三）量表形式

量表采用横杆图形式。因为是临床筛查量表，使用者主要是儿童保健医生和儿科医生，所以要求操作简洁、迅速，而且横杆图形式一方面本身为检查项目的选取和操作顺序提供了直观的说明，另一方面由于与常用的丹佛发育筛查方法类似也便于操作，适宜基层临床应用。

第三节　汉语沟通发展量表

（一）概　述

汉语沟通发展量表（chinese communicative development inventory，CCDI）可用于 8～30 月龄说普通话和广东话的儿童早期语言发展的评估，方法是采用父母报告形式。

1. 量表的来源和编制目的和意义

在儿童语言发展早期，儿童能够理解的词汇要比会说的词汇多很多。如果要对儿童早期语言进行研究，就必须研究儿童的语言理解。而"儿童语言理解"不像"语言表达"容易获得资料。20 世纪 90 年代早期开始，一组美国的学者采用系统的父母问卷形式，对儿童的早期词汇发展进行调查，开发了儿童早期语言词汇的词库，开创了儿童语言发展水平评估的新方法，建立了"MacArthur 沟通发展量表"（macArthur-bates communicative development inventory，MCDI）。

DCMI 是为美国说英语儿童设计的。不用对儿童直接测试，而是要求父母对词汇表中所列的词汇进行判断。此词汇表是按照不同词汇类型进行分类的。MCDI 含有两个量表，一个用于发育正常的 8～16 月龄婴儿（CDI：词汇和手势），另一个用于 16～30 月龄的幼儿（CDI：词汇和句子）。

2. 量表的标准化过程

目前，除了原版的 MCDI，已经有约 20 中语言对此量表进行标准化（详细资料可查阅互联网站 www. sci. sdsu. edu/cdi）。

英文原版的 CDI 中婴儿表（词汇和手势）含有 396 个词条；幼儿表（词汇和

句子）含有 680 个词条。完成此表大约需要 40 分钟，因此不适合用于筛查。Fenson 等在 2000 年公布的 CDI 短表，此短表是在原长表的基础上筛选出大约 100 个词条，并且分别进行标准化。此短表更适合保健所医生对儿童语言发展进行一般的筛查。

汉语沟通发展量表的标准化，得到了 CDI 咨委会同意授权，并参照了 MCDI 的设计模式，根据汉语语法现象和中国儿童文化背景进行了适当修改。并同时进行了普通话和广东话两个版本的标准化。此量化表的标准化的前期工作在 1994 年已经开始，标准化的资料采集工作在 2000—2002 年完成。

2008 年《汉语沟通发展量表使用手册 – 普通话和广东话版本》在北京大学医学出版社正式出版。

此量表可用于 8～30 月龄儿童的语言理解、语言表达、动作手势等沟通能力的评测，还可以用于评估存在语言障碍的年龄较大的儿童。此量表尤其可用于评估语言治疗的效果。

（二）量表的结构及评分标准

1. 量表的内容和结构

共有两个量表分为筛查量表（也叫短表）和诊断量表（也叫长表）。筛查量表评测时间需要 10～15 分钟，诊断量表需要 30～40 分钟。

汉语沟通发展量表—词汇和手势，用于 8～16 月龄的婴儿。

汉语沟通发展量表—词汇和句子，用于 16～30 月龄的幼儿。

下表中列出了以上两个量表，包含普通话版 PCDI 和广东话版 – CCDI，每个量表的内容及每个项目的数量见表 8 – 1。

表8-1　汉语沟通发展量表 PCDI/CCDI 表（长表）各部分的项目

	PCDI （北京普通话版）	CCDI （香港广东话版）
词汇和手势		
第一部分　早期对语言的反应		
A. 初期对语言的反应	3	3
B. 听懂短语	27	27
C. 开始说话	4（8）	4（8）
D. 词汇量表	411 个词汇（20）类别	388 个词汇（19）类别
	听懂/会说	听懂/会说
第二部分　动作和手势		
手势数量共度（最高得分）	43（54）	54（65）
A. 初期沟通手势	11（22）	11（22）
B. 游戏和常规	5	5
C. 互动动作	15	14
D. 假设游戏	5	9
E. 模仿成人动作	7	15
词汇和句子		
第一部分　词汇量表		
词汇量表	799 个词汇（24 类别）	800 个词汇（24 类别）
第二部分　从词汇到句子		
A. 儿童怎么使用词汇	5（10）	5（10）
B. 句子和短语	4（8）	5（10）
C. 词语组合	最长的句子的平均值	最长的句子的平均值
D. 复杂性	27	26

2. 评分标准

（1）汉语沟通发展量表：词汇和手势

第一部分　早期对语言的反应

甲．初期对语言的反应：此部分包含 3 个短语，是想了解儿童是否对一些句子有简单的反应。此阶段的儿童，可能会意识到一些句子与她自己有关。询问父母，他们的儿童是否对表中所列的例句有反应，如叫他的名字等。如果儿童对所列例句有反应，在表中标记"有"。每项得一份，最高得 3 分。

乙．听短句：此部分含有 27 个短句，并不要求儿童对每个短句中每个词都理解。只要儿童对所听到的短句有简单的、适当的反应就算"听懂"。比如儿童听到"妈妈回家了"，她就会往门那边看或做一些其他动作，表示她已听懂妈妈就要回来了，就记录为"听懂"。如果儿童听到短句后的反应与该短句丝毫没有关系，或者没有反应，就记录为"不懂"。把能"听懂"的条目相加，每项一份，最高得分27分。

丙．开始说话的方式：询问家长表中所列项目，如果婴幼儿"有时会"，标记"有时"，得1分；如经常这样表达，标记"经常"，得2分。如还没有，标记"从不"，为0分。此项最高得分8分。

丁．词汇量表：此部分列出了儿童常用的411个词汇，要求家长判断自己的儿童对词汇表中所列词汇是否"听懂"还是"会说"。如果判断儿童对某一个词"听懂"，关键是看儿童对这个词是否能够理解。例如，儿童听到某个物体名称，他会用手指那个物体或接近放物体的地方，就可判断儿童能够"听懂"这个词。如果儿童对听到的"词汇"能够做出正确反应或做出正确动作，也可以判断儿童能"听懂"。

如判断儿童"会说"，并不要求儿童像大人一样说的那么清楚，儿童的发音只要接近承认的发音即可。如果家长或者照看者认为儿童能够自发地说出某词，就应该判断为"会说'，但如果儿童只是会模仿这个词的发音，那就不能算"会说"。如果婴幼儿使用方言，代替词汇表中的某个词，但此方言在表中没有列出，但儿童使用的很合适，此时应该判断他"会说"该词。

将婴幼儿"听懂"和会说的词汇相加，为该婴幼儿能够"听懂"词汇的数量。

婴幼儿"听懂"的词汇应该比"会说"的词汇多，因此认为婴幼儿"会说"的词汇也是他能够"听懂"的词汇。"听懂"和"会说"词汇的最高得分均为411分。

第二部分　动作和手势　（以普通话版举例）

此部分共含有43项动作和手势，可以累积积分，也可以分项计分。最高得分54分。

A．初期沟通手势：这一部分包含有11项儿童日常生活中用来沟通的一些简单手势。包括手和身体的一些姿势，比如表示"谢谢"、"不要"、"飞吻"等一些动作或手势。家长对表中所列项目进行判断，看那些手势儿童平时是属于"还没有"做过，"有时"做过，还是需要的时候"经常"做。"有时"得1分；"经常"得2分；"还没有的"得0分。最高得分22分。

B. 游戏和常做的事：此项列出了 5 种常做的游戏。每一种游戏如果选择"有"，得 1 分，此项最高得分 5 分。这些游戏不要求儿童自己主动去做，只要儿童能够参与进来就可以。比如"追着游戏"，儿童可能还不会走，但是她可以在学步车里做这个游戏。又如"唱歌"，儿童可能并不会真正地唱歌，但她会发出有些像歌的音调即可。

C. 动作：表中所出的 15 个动作，儿童不论是用真的或玩具做这些动作，都可以。也不要求儿童做准确，只要有一定的动作就算会。比如：戴帽子，只要知道把帽子往头上放，就算会。会一种得 1 分，此项最高得 15 分。

D. 模仿做父母：表中列出 5 个动作，是儿童会对毛毛动物、娃娃，甚至对其他小朋友或父母做的。这些动作，是儿童模仿父母通常对儿童本人的一些动作。每会做一种动作得 1 分，最高得分 5 分。

注意：此项有性别差异，如果男孩此项得分较其他项目低，不必担心。

E. 模仿成人动作：此项列出 7 个动作，是儿童在自己身上或在她日常生活环境中做的一些动作。和 C 项一样，表中所列动作，不要求儿童做得准确，只要儿童能用这些物品做适当的动作即可，此项最高得分 7 分。

（2）汉语沟通发展量表：词汇和句子

第一部分　词汇量表

词汇表中列出了 799 个词汇，分为 24 类。家长判断儿童是否"会说"词汇的标准和上一个量表相同。并不要求儿童像大人一样说的那么清楚，这个年龄的儿童的发音能接近成人的发音即可。但父母判断儿童"会说"表中的词汇，必须是儿童自发地说出，而不是重复大人的话。此项每个词汇"会说"得 1 分，最高得分 799 分。

第二部分　从词汇到句子

这一部分，询问家长婴幼儿是怎样使用词汇，以及近期说过的一些有特征性的句子。

A. 婴幼儿怎么使用词：此部分有 5 个有关儿童说话内容的问题，包括是否说一些不在眼前的物品，一些过去发生的事，以及将要发生的事等。此项的主要目的是了解儿童是否能够说一些不在眼前的事或物。

B. 句子和语句：此部分是要了解儿童是否使用一些特殊的语法功能词汇。如果会使用这些词汇，儿童就会表达一些更复杂的语言。表中询问两种功能词汇（量词和所有格）是否会说，以及两种说话的形式。

C. 组词：此部分含两个内容。第一个问题，是询问家长，儿童是否开始组词，也就是说能将 2 个或更多的词组成句子（比如：吃饼干）。如果回答是"有时会"或"经常会",就要求家长举出儿童最近说过的 3 个最长的句子。列举的 3 个句子必须是儿童自发说出的,而不是家长经常给她讲的故事,或者背诵的歌谣。最后算出 3 个句子的平均句子长度。

D. 复杂性:此部分含有 27 个问题。此项每个问题含有 2~5 个句型,每组问题表达的意思相同,但语法结构由简单到复杂依次排列。家长根据儿童近期的表达方式进行选择一种与儿童近期说话方式最接近的一种。如果还没有开始组词的儿童,此项全部得 0 分。如果选择序号左边的标记,该项得 0 分,其他选择依次 1、2、3、4 或 5 分,此项最高得分 81 分。

由于语言发展有性别差异,以上两个量表的常模标准分为"男童""女童"。用百分数方法表示(表 8 - 2)。

表 8 - 2 PCDI(北京)女童"词汇与手势""词汇理解"的百分位数(校正后)

% 百分位	女童月龄								
	8	9	10	11	12	13	14	15	16
99	267	309	342	367	383	394	401	405	408
95	209	251	288	321	346	366	380	390	397
90	176	214	251	286	316	341	360	375	386
85	159	194	230	265	296	323	345	362	376
80	152	185	218	251	282	309	332	351	367
75	144	175	207	240	271	298	323	351	367
70	132	162	193	225	256	285	310	332	350
65	112	141	172	205	239	270	299	323	344
60	104	131	162	194	227	259	289	315	336
55	97	123	152	184	217	250	280	307	330
50	84	110	139	172	207	242	275	304	329
45	78	102	130	163	198	233	267	298	324
40	66	88	116	148	184	221	257	290	318
35	59	80	106	137	172	210	247	281	312
30	54	73	97	127	160	196	233	268	300
25	42	59	81	109	143	181	220	259	294
20	32	47	66	92	124	162	203	245	283
15	23	35	52	75	106	144	187	232	275
10	16	25	38	58	86	122	165	213	260
5	8	14	22	35	55	84	122	169	221

（3）短表的积分（筛查表）

A."词汇和手势"短表：适用于 8 ~ 16 个月的婴儿。家长要在评测人员的指导下完成此表的填写。与长表一样，家长对表中所列的词汇逐一进行判断，看儿童是属于"听懂"还是"会说"。"听懂"和"会说"标准与长表相同。

将婴儿"听懂"和"会说"的词汇的数量相加即可得出婴儿"听懂"的词汇数量。将表中 106 个词汇中家长判断为"会说"的词汇相加，为婴儿"会说"词汇的数量。如果家长将某个词既标记"听懂"又标记"会说"，可将此词归为"会说"。

B."词汇和句子"短表：适用于 16 ~ 30 个月的幼儿，家长要在评测人员的指导下完成此表的填写。与幼儿长表一样，家长对表中所列的词汇逐一进行判断，判断"会说"的标准与幼儿长表相同。最高得分 113 分。

短表用于筛查，结果不分性别，男女童一个标准。也用百分位数表示，低于第 10 个百分位建议用诊断量表进一步评估（表 8 - 3）。

表 8 - 3 北京 PCDI 幼儿"词汇和句子"量表短表"会说"的词汇部分得分百分位表

%	儿童月龄									
百分位	16	17	18	19	20	21	22	23	25	28
99	93	93	102	108	111	113	113	113	113	113
95	88	80	99	86	109	107	113	113	113	113
90	63	73	93	78	94	104	109	108	113	113
85	47	56	77	75	91	94	105	104	111	113
80	40	46	64	73	89	92	105	100	109	112
75	35	42	61	65	86	85	100	97	107	111
70	29	41	55	62	81	82	99	93	105	109
65	26	38	50	56	74	74	95	89	104	108
60	20	36	48	55	69	70	91	84	102	107
55	19	32	43	50	65	68	84	83	99	106
50	17	31	40	44	62	62	80	77	96	105
45	17	29	32	39	56	58	75	75	95	104
40	13	25	31	36	54	56	68	70	93	102
35	9	20	23	34	48	50	64	63	91	101
30	7	17	19	31	41	43	62	60	88	99
25	5	10	16	27	30	38	55	59	83	98
20	3	4	15	22	22	33	46	57	80	95

表 8 - 3 续

%	儿童月龄									
百分位	16	17	18	19	20	21	22	23	25	28
15	2	2	9	20	14	26	39	47	78	91
10	2	2	4	5	5	17	25	42	66	90
5	1	0	0	2	3	11	16	34	60	60
平均值	27.5	33.7	44	48.9	61.1	63.1	77.1	78.4	95.2	101.6
标准差	29.1	26.3	31.2	26.7	29.1	33.8	29.50	240.	15.6	16.3

（三）量表的技术信息

1. 量表的形成

CCDI 的编制花了 10 年多的时间，起初收集了 2762 个词汇样本作为普通话版 CCDI 的候选条目，经过预实验以及家长的讨论，后又经过 1998—1999 年的预测实验，最后修订完成。

2. 量表的标准化研究

设计样本量："词汇和手势"量表（8～16 月龄），每月龄组 70 名："词汇和句子"（16～30 月龄），每月龄组 70 名。男女各半。

普通话版本"词汇和手势"量表样本，每组 70～72 名，共 636 名；"词汇和句子"量表，每组 69～72 名，共 1056 名。

广东话版本"词汇和手势"量表样本，每组 68～76 名，共 638 名；"词汇和句子"量表，每组 61～74 名，共 987 名。

3. 量表的信度

采用 3 中方式对信度进行评估：内部一致性（量表中的所有条目在条目测量的是同一种能力的可能性）；重测信度（在首次测验 4～6 周后选择了其中 240 名婴幼儿对他们再次进行测验）；平均值的标准误。三种信度测评均达到了要求。

4. 量表的效度

分析了量表的表面效度、内容效度、聚合效度和同时效度。

同时效度是通过评估儿童在 CDI 的得分与儿童在相关测量中的成绩之间的关系 来确定。普通话版本的 PCDI 与格赛尔（Gesell）发育量表"操作和语言"的测评结果的相关性进行了比较。结果儿童的 PCDI 测试结果和 Gesell 测试结果的相关很高，而且显著。

广东话版本的同时效度使用了 Reynell 语言发展量表。

5. CDI 短表的技术信息

短表的词条来源是按照英语原版的方法，从长表的条目中选取。样本量：普通话版本："词汇和手势"量表（8 ～ 16 个月龄），每月龄组 40 名，共计 280 名；"词汇和句子"（16 ～ 28 个月龄），每月龄组 40 ～ 41 名，共计 402 名。男女各半。广东话版本"词汇和手势"量表（8 ～ 16 个月龄），每月龄 40 ～ 41 名，共计 281 名；"词汇和句子"（16 ～ 28 个月龄），每月龄组 40 ～ 41 名，共计 403 名。男女各半。短表的信度：分析了量表的内部一致性，并进行重测信度分析。

（四）汉语沟通发展量表使用注意事项

1. 此量表包括普通话和广东话两个版本。标准值参考：

普通话量表"长表"主要使用附录 A1 – 16，附录 C* 是在特殊情况下起参考作用。

广东话量表"长表"主要使用附录 B1 – 16，附录 D* 是特殊情况下起参考作用。

简表（也叫短表）标准值参考附录 E* 和 F*。短表只用一个标准，不分男童女童。

2. 量表的使用手册内容丰富，使用前要详细阅读。要根据手册的内容知道如何判断儿童"听懂"还是"会说"词汇。以及其他判断标准。

3. 使用时也要详细阅读"量表"中的指导语。

4. 量表使用时，家长最好在医生或护士的指导下填写。

5. 此量表可用于年龄较大，语言落后的儿童，但注意事项请阅读 23 页内容*。另外，家庭条件较差的儿童的评估也要注意，请参考手册 22 页*。

6. 儿童语言的评估一定要注意语言的理解。理解正常，表达较晚不要太担心。语言表达的个体差异很大，理解正常、"表达"落后的儿童常常在以后并不会有问题。

---

* 请参阅北京大学大出版社出版的《汉语沟通发展量表使用手册——普通话和广东话版本》

第四节 汉语阅读技能诊断测验

（一）概 述

汉语阅读技能诊断测验（Chinese reading skill diagnostic Test，CRSDT）由杨志伟于 1996 年为汉语儿童阅读障碍（reading disorder，RD）的研究与临床标准化诊断而进行的原创性编制。

1. 测验编制的原理与理论依据

在我国一直缺乏对汉语阅读障碍标准化诊断评定的有效方法，对其临床诊断尚停留在一般印象和经验方法的水平上。《中国精神疾病分类方案与诊断标准》（第 2 版修订本）（CCMD - 2 - R）中，仅参照《国际疾病分类（第 10 版）》（ICD - 10）在"学习技能发育障碍"项下列出"阅读障碍"，但未提出可操作的定义方法与标准，使临床标准化诊断操作难以进行。由于汉字与拼音文字有很大不同，国外多是对拼音文字的研究，这种文化上的差异，极大地限制了对国外有关测验技术方法的引进。

对于阅读障碍的评定，首先要确定阅读技能的主要成分，进而评定其障碍的具体表现、涉及的范围和程度。大量研究表明，阅读由一套复杂的认知技能组成，是在不同符号水平，字母、单词到短语、句子进行操作处理。这些技能主要包括字、词认知和语句理解两个方面。阅读障碍即是由于这些基本认知技能的缺陷而表现出障碍症状。

文字符号具有两个编码特征：一是形状特征，主要是靠视觉识别，称为形码；一个是读音特征，主要靠听觉识别，称为音码。

（1）文字符号具有两个编码特征：一是形状特征，主要是靠视觉识别，称为形码；一个是读音特征，主要靠听觉识别，称为音码。这两种特征在认知信息加工过程中，被感知和处理、分类、整合的过程称为编码（encoding）。对字形辨认与读音建立准确对应联系的解读过程称为解码（ecoding）。解码被认为是最基本的阅读初始技能。阅读学习中借助以往建立的语音语义联系，建立新的形（音）

义联系，通过这种联系，在阅读时字符激活大脑中存储的词条概念、理解其意义，称为语词的"到达"（attack）。语词到达有两种途径：一种是直接的形义途径，另一种是经过语音中介的间接途径。前者见于熟练的阅读者和熟悉字，后者多为阅读学习者和遇到新异字时使用。国内外研究认为，拼音文字多用来语音中介，表现为左脑模式。汉字由于象形会意特征，字形结构（形码）激活效应较突出，容易直接"到达"形义联系，具有"复脑效应"。拼音文字的阅读障碍主要是语音学上的障碍，因形－音对应联系建立不好，而出现解码困难和命名不能。汉语成人获得性失读症则有形音性与形义性两种不同的失语，在字的水平上，有读音、会意独立性。

（2）语句理解：国外认知心理学观点认为，这种理解是基于：读者根据语法规则，对词和短语、句子以及句子之间的信息进行整合。汉语成人失读症的精神语言研究表明，有语句理解和字词失读两种不同层次类型的障碍。前者能认读而不理解，后者失认、诵读困难但可以靠句法推测句意。国外有研究认为，语义、句法上的理解困难可独立解码技能产生阅读障碍。

本测验主要根据上述国内外对阅读学习及障碍的认知心理学、心理语言学和神经语言学研究，针对阅读技能的构成成分、汉字特点和汉语成人失读症的特点，结合儿童阅读困难的临床表现，来进行编制。

（3）编制测验的几点考虑：①尽量采取客观直接的任务记录方法，希望能反映汉语阅读障碍儿童的临床特点和阅读困难的具体表现形式，并与正常儿童做出较好的区分。②内容与起点：主要根据阅读障碍的病程和诊断时间及现行教育内容与大纲要求来考虑。国外阅读障碍的诊断一般在三年级建立，认为此病程足够长，临床表现较充分，确定诊断较可靠，这与国内的临床印象相符。因此，在测验材料的选择上考虑以基本完成二年级下学期的学习内容为起点。测验材料中不存在生字。③可接受性：测验形式和指导语要简单明了，易为儿童接受、理解。④评分量化、标准化，以便于研究和统计分析。⑤根据阅读技能的成分，测验项目的安排要大体平衡，使合成的结果较为真实、可靠。

2. 适用对象

基本完成小学二年级汉语语文学习内容的儿童。

（二）量表的内容及结构介绍

1. 测试方式

为纸笔测验，一般按规定个别进行，各项测试均有统一指导语、方法和计分标准。部分项目计时评分。

2. 测试需要的时间

根据不同学历和测试熟练水平，一般需要 20 ~ 30 分钟完成。

3. 对主试的要求

主试需要接受专门训练，掌握操作计分方法并完成一致性考核检验。

4. 因子组成

CRSDT 的内容包括以下 9 个计分项目。

（1）汉字形 – 音识别：通过对形似音异字的识别，以考察形 – 音识别解码能力。

（2）汉字形 – 义识别：通过音同形异字的识别，以考察形 – 义识别解码能力。

（3）识别准确度：考察对汉字形 – 音、形 – 义识别与长时记忆再认得准确性。

（4）词语匹配：考察对词义的分辨与理解。

（5）读音准确性：考察朗读时错、漏、替换、添加等情况，主要反映形 – 音解码及输出（读音）的准确性。

（6）朗读流畅性：考察词语破读、额外停顿等情况，主要反映阅读中的音 – 义联系和快速自动加工过程。

（7）朗读速度：主要反映语音解码的速度。

（8）阅读理解：考察对阅读内容中基本事实的短时记忆和句式、句意的理解能力。

（9）组句成文：考察语句内容理解和语句情境、句意间逻辑关系的推理、判断能力。

以上内容分为汉字识别、朗读、默读、词语匹配、组句、理解答题 6 种作业形式，字、词、句、篇章四个水平。

（三）量表的信度及效度研究

1. 抽样的代表性

（1）一般资料：符合 ICD – 10 诊断标准的阅读障碍 114 例。无阅读障碍儿童取自同一学校班级，随机抽样共采集 131 例，每年级达 30 名以上，评分结果呈正态分布，基本符合标准化试验要求。两组年纪、性别分布相当，其中阅读障碍组语文成绩为 30 ~ 76 分，平均（58.25 ± 10.94）分，无障碍组语文成绩 68 ~ 100

分，平均（88.54±8.55）分。

（2）无阅读障碍儿童各年级项目粗分布及比较：抽取非障碍儿童3~6年级各组粗分进行比较，结果表明，三年级各项目得分均为最低，除识别准确度（A3）与认读准确度（A5）与高年级无显著差别外，其他各项评分差异均有显著性。汉字形－音（A1）、形－义（A2）识别，词语匹配（A4），认读准确度（A5）、流畅度（A6），阅读理解（A8），组句成文（A9）及总分（AT）等项得分随年纪升高而增加。在四至六年级，除了形－义识别差别有显著性外，其余各项评分差异无显著性。

2. 信度、效度研究

研究结果表明，本测验经标准化试验，信度、效度等心理测量学指标达到可接受水平，部分优于国外同类测验，可用于儿童汉语阅读障碍的临床诊断。汉语阅读诊断测验（CRSDT）与国外阅读技能诊断测验技术指标比较见表8－4

表8－4　汉语阅读诊断测验与国外阅读技能诊断测验技术指标比较

	汉语阅读技能诊断测验	国外同类测验
测验用时	阅读障碍儿童20~30分钟，正常儿童15~20分钟	30~60分钟（Spadafore和DRS阅读诊断测验），123分钟（斯坦福阅读诊断测验）
区分度	在测验项目及总分上，正常与RD儿童差别显著（p<0.001）	Spadafore阅读诊断测验（SRDT）16名LD与非LD比较，各项差异达0.01水平
信度	同质性α系数为0.90 分半信度0.77~0.81 重测信度（2个月）为0.90 （0.67~0.94）	DARD为0.63~0.97 NRST为0.81~0.93 DARD测验0.51~0.67 DAED（2周）为0.81
校标效度	测验总分与语文成绩相关为0.85	C－WISC与学科成绩相关为0.33~0.42 SDRT个别项目与WRAT的阅读相关为0.85，与WJPB的相关为0.81~0.86
实证效度	临床诊断实验T分70化解诊断灵敏度94.7%；特异度98.5%；准确度96.73%	无资料

表 8 - 4 续

	汉语阅读技能诊断测验	国外同类测验
结构效度	因素分析所获三因子模型（字识别、词句理解、记忆把握）可理解 64.4% 的变异，符合汉语失读症的神经语言学层级理论	无资料

（四）量表的临床应用研究

基于该测验，对汉语阅读障碍儿童测验结果进行聚类分析，发现汉语阅读障碍儿童有单字识别障碍型、词句理解障碍型和混合型 3 种类型。在字的识别障碍上又存在两种类型：形 - 音识别与形 - 义识别的混合型障碍，与障碍较轻的单纯形 - 义识别障碍。表明形 - 音识别障碍仍然是基本问题。形 - 义识别的混合型障碍则属于高一级的认知发展迟滞。

陈洪波、杨志伟等基于该测验对于汉语阅读障碍儿童认知能力结构特点，根据韦氏儿童测验、记忆测验结果，应用结构模型分析观察到：

1. 汉语阅读障碍儿童在 Bannatyne 智力模型中表现出空间能力 > 数序列能力 > 言语概念化 > 获得性知识。正常儿童则表现为言语概念化 > 数序列能力 > 空间能力 > 获得性知识。

2. 汉语阅读障碍儿童在 Kaufman 智力模型中表现为左脑加工能力差于右脑加工，正常儿童则相反。

3. 在 Osgood 心理语言学模型中，汉语阅读障碍儿童可分为 3 组亚型：

Ⅰ型：主要表现为听觉 - 言语加工能力缺陷，占 35%（BOder 语音失调型占 67%）。

Ⅱ型：主要表现为视觉 - 空间加工通道的能力缺陷，占 36%（Boder 映像失真型占 10%）。

Ⅲ型：为混合型，两通道障碍兼而有之，占 29%（Boder 混合型占 23%）。

上述表明汉语阅读障碍儿童在认知功能方面表现出听觉、视觉加工通道和混合型 3 种类型的障碍。各种类型的人数比例大致相等，这与 Boder 等提出的英语拼音文字的 RD 认知通道结构分布有很大不同，表明不同语言文字的大脑认知加工过程有很大不同，拼音文字大多主要依赖听觉通道加工，而汉语象形文字阅读的认知加工，视听觉通道的加工负荷较为均衡。

陈洪波、杨志伟等基于该测验对 35 例汉语阅读障碍儿童应用核素 SPECT 进行脑功能影像学的初步研究结果：左、右半球额叶、枕叶、颞叶、顶叶不同脑区的 rCBF 均下降，以额叶、枕叶次级视皮质区相对多见，除颞叶功能障碍以左侧多见，额、枕叶功能障碍左右侧分布大致相等，更进一步证明汉语儿童阅读障碍视听认知加工通道分布特点的生物学基础。

第五节　儿童汉语阅读障碍量表

（一）概　述

儿童汉语阅读障碍量表（dyslexia checklist for Chinese children，DCCC）是根据 ICD - 10 和《精神疾病的诊断与统计手册》（DSM - Ⅳ）对阅读障碍的诊断标准，在汉语认知心理学与语言学理论研究的基础上，针对汉语阅读障碍儿童的行为特征和临床表现，由华中科技大学同济心理卫生研究中心编制而成，适用于小学三至五年级的儿童。

阅读障碍（dyslexia）主要指由适当教育机会的儿童在阅读技能方面有明显缺陷，表现为对书面语言的阅读理解困难，而在其他学业领域可能正常，但不能用智力、学习动机、情绪和行为问题来解释。阅读障碍是一种发展性障碍，它严重影响儿童学习和发展。

（二）量表结构和评分标准

儿童汉语阅读障碍量表是一个他评式量表，包括了知觉障碍和视觉－运动协调障碍、听知觉障碍、意义理解障碍、书写障碍、口语障碍、书面表达障碍、不良阅读习惯和注意力障碍八个维度，共 57 个条目。采用 5 级评分，从未出现得 1 分，偶尔出现得 2 分，有时出现得 3 分，较常出现得 4 分，经常出现得 5 分。

1. 视知觉障碍

条目 1、2、5、6、7、22、55，主要测查儿童对汉字字形的视觉加工和早期大脑发育和动作协调功能障碍。

2. 听知觉障碍

条目 8、11、17、21、23、56，主要指儿童对汉字语音的听觉加工和语音通达障碍。

3. 意义理解障碍

条目 10、26、29、32、33、44、46、50、51，主要指儿童对包括字、词、句、段落和篇章等不同层次语义通达的获得和加工障碍。

4. 书写障碍

条目 9、16、20、28、39、48、54，主要指儿童的书写流畅性和可辨认性差，反映其书写注意力集中和书写动作障碍。

5. 口语障碍

条目 15、27、30、36、38、40，主要包括儿童口语理解和口语表达障碍。

6. 书面表达障碍

条目 19、31、35、41、52、53、N57，主要指儿童在书面语的使用和输出存在困难，反映儿童意义加工、书面词汇量缺失和书写技能的综合障碍。

7. 不良阅读习惯

条目 3、37、42、43、47、49，主要指儿童由于不良阅读习惯和环境导致对汉字水平形、音、义的加工障碍。

8. 注意力障碍

条目 4、14、18、24、25、34、45 主要指儿童存在注意力缺陷，专注水平低导致汉字形、音、义的加工障碍。

这些条目的原始分数越高表示汉语阅读障碍行为表现越严重。将各条目的原始分进行求和，并转化为 T 分后 $[T = 50 + 10 (X - M) /SD]$，即可进行评价和比较。各因子的 T 分越高，反映本侧儿童阅读障碍的症状越明显，反之亦然。T 分低于 69 百分位属于正常，超过 98 百分位即可认为可能正常。被试者只要其中一项因子异常，则被诊断为汉语阅读障碍。

（三）量表的信度及效度研究

1. 信度方面

主要考察了内部一致性信度和重测信度。内部一致性信度以 cronbach α 为指标，8 个因子的 α 系数在 0.75 ~ 0.87。评价重测信度时，从所有被试中按 DCCC 得分高、中、低比例 1:1:1 比例随机抽取约 10% 学生进行重测，两次测试结果进行 Spearman 等级相关分析。各因子的重测相关系数在 0.644 ~ 0.748（$P < 0.005$），两次调查各个因子之间的差异均无统计学意义（$P > 0.05$）。

2. 效度方面

主要考察了量表的结构效度、内容效度和区分效度。结构效度采用主要分析方法进行探索性因素分析，并用最大方差正交旋转（varimex）对特征值大于 1 的初始因子进行旋转，得到的八因子模型与原假设相吻合。内容效度采用各项目与该维度的相关系数，分析表明，各相关系数位于 0.2 ~ 0.9，在统计学上均具有显著统计学意义（$P < 0.01$）。区分效度分析时，根据 DCCC 得分，将被试分成高、中、低 3 组，比较 3 组阅读测验成绩发现，3 组的差异具有统计学意义。即表明 DCCC 能够区分出不同阅读水平层次，具有较好的区分效度。

（四）量表的应用情况

目前本量表仅应用于中国内地，还未被其他国家和地区的研究采用。有研究根据"儿童汉语阅读障碍量表"，对儿童阅读障碍的发生机制进行了研究，发现本量表具有较好的信度和效度。

附：儿童汉语阅读障碍量表

这是一份用以了解小学三年级儿童汉语阅读行为与习惯的调查表，由熟悉儿童情况的家长或老师填写。本表对所列出的 57 个条目分别规定了 5 个等级：①"从未出现"；②"偶尔出现"；③"有时出现"；④"较常出现"；⑤"经常出现"。请根据被评定的孩子的实际情况，选择你认为最接近的答案，并将答案前的圆涂黑。每题只选一个答案。

例题：经常颠倒字的偏旁部首。①②③④⑤

条　目	选　项
N1. 经常混淆字母：如将 b 看成 d，p 看成 q，u 看成 n，w 看成 m 等。	①②③④⑤
N2. 经常颠倒字的偏旁部首。	①②③④⑤
N3. 阅读时重复同一行或者跳行阅读。	①②③④⑤
N4. 上课或做作业时注意力不集中。	①②③④⑤
N5. 放大字体，减少每页内容或用物件标记读到哪里可以改善阅读。	①②③④⑤
N6. 读字和写字时经常混淆形状相似的字，如"拒"和"柜"。	①②③④⑤
N7. 前后排列错误，例如将 was 看成 saw，将 on 看成 no，将"书写"看成"写书"。	①②③④⑤
N8. 听写中分不清同音字，如"拒"和"据"。	①②③④⑤
N9. 写字字迹非常潦草，笔画不清晰，难以辨认。	①②③④⑤
N10. 常常不理解字、词在句子中的意思。	①②③④⑤
N11. 分不清汉字的声调，如情（第二声），清（第一声）。	①②③④⑤
N12. 计数困难，数学计算能力差。	①②③④⑤
N13. 父母或其他家庭成员也有阅读、语言或书写方面的问题。	①②③④⑤
N14. 看图时，抓不住主要内容，只看到琐碎细节。	①②③④⑤
N15. 口头交际能力差，不善于口语表达。	①②③④⑤
N16. 书写速度慢，经常很晚才完成作业。	①②③④⑤
N17. 听不懂正常速度的谈话，只有缓慢重复时才能理解。	①②③④⑤
N18. 不能按照大人的指令做事情。	①②③④⑤
N19. 无法用学过的字、词造句子。	①②③④⑤
N20. 写字时经常涂抹、修改。	①②③④⑤
N21. 阅读过程中常常分不清读音相近的字，如"轻"和"清"。	①②③④⑤
N22. 不能熟练使用汉语拼音。	①②③④⑤
N23. 听不懂口头讲解，跟不上正常的学习速度。	①②③④⑤
N24. 朗读时经常读着读着不知读到何处。	①②③④⑤
N25. 不理解"上下"、"周围"、"首尾"、"前后"、"向上"和"向下"等方位概念。	①②③④⑤
N26. 认字能力虽好，却不知道字的意义。	①②③④⑤
N27. 儿童难以记住公式、乘法口诀等。	①②③④⑤
N28. 写字容易写错，如总是多一笔或少一笔。	③④⑤
N29. 不理解时间关系：如昨天、今天和明天、前与后、15 分钟与 2 小时、快与慢等。	①②③④⑤
N30. 没有幽默感，听不懂玩笑话或双关语。	①②③④⑤

条　目	选　项
N31. 写作吃力，语文测验时作文分数低。	①②③④⑤
N32. 不理解人的情绪，如不领会"愉快"、"反感"之类的情绪表现。	①②③④⑤
N33. 难以掌握数学概念（例如多与少、大于与小于）；不会估算。	①②③④⑤
N34. 重复别人所说的数字时，超不过六位数字。	①②③④⑤
N35. 熟练掌握的词汇很少。	①②③④⑤
N36. 常常不愿朗读或朗读时发音不清晰。	①②③④⑤
N37. 朗读时总是丢字、加字、改字、串字。	①②③④⑤
N38. 记不住物品名称，只能说"那个东西"。	①②③④⑤
N39. 写字常常超出格子。	①②③④⑤
N40. 富于说服力和表现力的语言太少。	①②③④⑤
N41. 写作能力差：标点符号、空一行、空两格等常搞错。	①②③④⑤
N42. 阅读时喜欢出声。	①②③④⑤
N43. 朗读时总是反复重复某些字词。	①②③④⑤
N44. 常常认不出或不知道学过的字的意思。	①②③④⑤
N45. 易记住人名而不易记住人脸。	①②③④⑤
N46. 语文考试时阅读理解部分得分低。	①②③④⑤
N47. 不喜欢阅读，也不喜欢听人阅读。	①②③④⑤
N48. 写字、画画时笔画不均匀，歪歪斜斜。	①②③④⑤
N49. 孩子不经常阅读课外读物。	①②③④⑤
N50. 能正确阅读，但是有口无心，理解较差。	①②③④⑤
N51. 考试或写作业时，常常出现题意理解错误。	①②③④⑤
N52. 阅读写作又慢又差。	①②③④⑤
N53. 语言表达尚可，但写的作文过于简单，内容枯燥。	①②③④⑤
N54. 经常忘记一个学过的字应该怎样写。	①②③④⑤
N55. 读书时常常有看不清楚，或者看到的字有颤抖和闪烁的感觉。	①②③④⑤
N56. 对大人的吩咐刚讲过就忘记。	①②③④⑤
N57. 数学应用题常常不能正确解答，数学考试时应用题部分得分低。	③④⑤

第六节　学习障碍儿童筛查量表

（一）概　述

学习障碍儿童筛查量表（The pupil rating scale revised screening for learing disabilities，PRS）原量表由 H. R. Myklebust 制订，森永良子修订，中文版由静进、海燕、黄旭、余淼于 1998 年修订。儿童学习障碍（learning disabilities，LD）是指不存在精神发育迟滞和视听觉障碍，亦无环境和教育剥夺以及原发性情绪障碍而出现阅读、书写、计算、拼写等特殊学习技术获得困难的状态，是教育和医学界特别关注的一类心理行为发育障碍。对 LD 的研究以及临床矫治和干预工作，都需要能够从儿童总体中快速甄别诊断出 LD 儿童。

Myklebust 认为 LD 儿童的缺陷特征主要要现在语言和运动能力两个方面，因此该量表从这两方面入手，主要是通过教师或医生对儿童在语言和非语言两方面的行为评定计分，借以筛查出 LD 可疑的儿童。PRS 经临床与教育应用，其信度与效度得到了充分的肯定，并被译成多种文版在许多国家使用。

（二）量表的内容及实施方法

PRS 由言语与非言语两个类型评定表及五个行为区：A. 听觉理解和记忆；B. 语言；C. 时间和方位判断；D. 运动；E. 社会行为所构成，分 24 条项目。

该量表的使用范围是 3～15 岁，一般由教师或医生进行评定，根据儿童表现以五级评分法积分：最低、平均低下、平均、平均偏上和最高。

评定分型有言语型 LD 和非言语型 LD 两类。

（三）测量学指标

在小学和初中生中分别进行了测评。随机整群抽取广州市 1～6 年级小学生共

11 047 人，各年级 200 人左右，男 527 人，女 520 人。年龄 7 ~ 14 岁。随机整群抽取广州市初中 1 ~ 3 年级学生 540 名，男 274 名，女 266 人，年龄 11 ~ 15 岁。

1. 内部一致性信度

小学生样本中，听觉理解和记忆、语言、时间和方位判断、运动、社会行为等 5 个行为区内部一致性 Cronbach α 系数分别为 0.910、0.939、0.832、0.894、0.875，量表的内部一致性在可接受范围内。

2. 评定者间一致性信度

对 120 名儿童两个评定者间的评定结果进行了海松相关分析，结果听觉理解和记忆、语言、时间和方位判断、运动、社会行为、言语性分数、非言语性分数、总分的评定者间一致性相关系数分别为 0.91、0.85、0.82、0.96、0.93、0.87、0.95、0.93（$P < 0.01$）。在 90 名初中生中，听觉理解和记忆、语言、时间和方位判断、运动、社会行为、言语性分数、非言语性分属、总分的评定间一致性相关系数分别为 0.972、0.980、0.980、0.962、0.988、0.990、0.980、0.984（$P < 0.01$）。说明 PRS 的评定者一致性较理想。

3. 效标关联效度

筛出的 LD 儿童及按年龄性别匹配的对照组正常儿童为对象，以瑞文联合型（CRT）测验的智商（IQ 值）为效标，比较它与言语性分数、非言语性分数和总分的相关性，结果在小学生中效标相关系数分别是 0.503、0.292、0.452，呈中度正相关（$P < 0.01$）；在初中生中效标相关系数分别为 0.578、0.479、0.448（$P < 0.01$），在可接受范围内。

4. 预测效度

在小学样本中，以 LD 和对照组儿童期末语文和数学成绩作为效标，与言语性分数、非言语性分数和总分值间进行了相关性分析，相关系数为 0.53 ~ 0.63（$P < 0.01$）。表明 PRS 量表的效度值在理想范围内。

5. 主因素分析

将 PBS 量表的 24 个项目作为变量，经方差最大正交旋转，结果抽出了 3 个主因素：第一因素负荷的单元有听觉理解与记忆、词汇、表达，主要是反映被评儿童一般语言能力的单元，故将此命名为"语词型因素"；第二因素负荷的单元为关系、方位判断及运动能力，主要反映被评儿童操作性能力的单元，故命名为"操作性因素"；第三因素负荷的主要是反映儿童社会交往中的行为与适应能力的项目，命名为"社会适应性因素"。3 个因素公共值分别为 16.775 和 68.89，载荷了全量的大部分信息。

（四）评定标准

量表总分＜65分者，即为LD可疑儿童；其中言语型（A和B行为区）得分＜20者为言语型LD；非言语型（C、D和E行为区）得分＜40者，为非言语型LD。

应用PRS修订量表，对广州市中小学生进行了初步筛查。量表各项目得分值在2.90～3.66，各能区得分均值C区最高，B区最低。各项得分值男童均低于女童。与美国日本资料比较，总体24项目的得分均值十分接近，与原量表基本相符。在5个功能区中，言语区得分较美国和日本低。而运动和时间方位判断得分高于美国和日本。LD可疑儿童筛出率为8.3%～15.1%，接近欧美的一些报道的10%～23%，亦同于国内报道。依据美国学习障碍协会（NJCILD 1988）诊断标准对被筛查出的LD可疑儿童进行了检测。结果符合诊断者占79.3%，LD实际存在率为6.6%，表明PRS具有良好的鉴别作用。

附：学习障碍儿童筛查表

说明：该量表系学习障碍儿童筛查量表。一般由了解儿童的教师或心理医生填写。目的在于在短时间内筛查和发现学习障碍儿童，为他们今后采取针对性教育措施而服务。

量表由五个部分的24个项目组成。5个部分的内容是：A. 听觉理解和记忆；B. 语言；C. 时间和方位判断；D. 运动能力；E. 社会行为。由了解被测儿童的教师或医生根据儿童的上述行为表现进行评估填写。要求教师至少与被测儿童相处一个月以上（本表不宜由家长填写）。

评定方法：5级计分评分法

条目及级别	对应分数	具体评定方法
（1）最低	1	在每一项目中，从下列五个级别条目中，选择最接近该儿童情况的级别将其对应的分数填入下面的方框内
（2）平均偏下	2	
（3）平均	3	
（4）平均偏上	4	
（5）最高	5	

评定时，要求注意以下几点：

1. 为使评定客观而准确，评定前应尽可能多了解和观察评定儿童。

2. 被评儿童可能在某项上得高分，而在另一项上得低分。应避免"在学习项目上得高分的儿童肯定在运动项目上也会得高分"等诸如此类的主观判断。

3. 应尽可能按顺序逐项进行评定，以免遗漏。

4. 评定人数一次不要超过30名，即每一名教师评定儿童超过30名时应分几次进行，否则会影响评定结果的准确性。

评定内容：

学校、班级：   评定日期： 年   月／日

姓名：   性别：1. 男2. 女   出生日期： 年   月   日

一、听觉理解和记忆

1. 词汇理解能力：〔   〕

（1）对词汇的理解能力明显低下和不成熟

（2）掌握简单词汇较困难，与同龄儿童相比，较易弄错词的意思

（3）词汇理解能力与年龄相符

（4）词汇理解能力较同年级儿童良好

（5）词汇理解能力非常出色，且能理解较多的抽象概念

2. 服从指令的能力：〔   〕

（1）不能听从指令或听到指令不知所措

（2）虽能听从指令，但需要他人帮助才能执行

（3）服从指令水平与年龄相符

（4）能理解和服从同时发出的若干指令

（5）理解和服从指令的能力非常出色

3. 在班级内交谈的能力：〔   〕

（1）交谈困难，不理解同学间的交谈，不注意交谈内容

（2）虽然在听，但不能很好地理解，注意力不太集中

（3）交谈能力与其年龄相符，能参加交谈，做出相应回答

（4）有较好的交谈能力，能够通过交谈理解话题

（5）积极参加同学间的交谈，并表现出色的理解能力

4. 记忆力：〔   〕

（1）记忆力差，重复强调也难记住

（2）重复多次，才能记住简单的事情或顺序

（3）记忆力与年龄相符

（4）能记住多种信息，能够较好复述记过的事情

（5）记忆力强，能记住事物的细节，能够准确复述记忆

二、语言

5. 词汇：[ ]

（1）词汇缺乏，用词幼稚，极少用形容词

（2）用词限于名词或动名词，用形容词少，描述事物的词汇有限

（3）使用词汇的能力与其年龄相符

（4）掌握词汇优于同学，能够使用准确的语句，描述事物准确

（5）词汇能力优秀，用词精炼准确，表达抽象事物

6. 语法：[ ]

（1）句法错误多，用词不完整，造句困难

（2）交谈中容易出现句法错误，句子不易连贯或完整

（3）句法能力与年龄相符，用形容词代名词等较少出错

（4）语法表达能力较强，造句作文少有语法错误

（5）语法能力优秀，常用准确的语法交谈或表达事物

7. 口语：[ ]

（1）口语能力明显差，用词不当，词汇量有限

（2）语言表达不利索，常有停顿或语塞现象

（3）言语表达与年龄相符，同年级中等水平

（4）口语能力高于同学，极少语塞或停顿表现

（5）口语流利，完整连贯表达事物，无语塞或转换话题现象

8. 表述经验的能力：[ ]

（1）讲话别人难以听懂，交流困难

（2）表述有限，难有条理地表述个人经验

（3）表述个人经验能力与年龄相符，属于平均水平

（4）表述能力较同学好，能有条理地表述个人经验

（5）表述能力很出色，能思路清晰地描述个人经验

9. 表述思维的能力：[ ]

（1）不理解事物间的关系，无法连贯表述事物，思维不连贯

（2）较难讲述事物间关系，思维条理性不强

（3）表达思维与年龄相符，表达较连贯，属于平均水平

（4）属于平均水平，能将事物与个人想法联系起来表达

（5）思维敏捷，表达思维清晰，能恰好地联系事物表达个人思想

三、时间和方位的判断

10. 时间判断能力：[　　]

(1) 不懂时间概念，总是迟到或对时间要求茫然不知所措

(2) 虽有一定时间概念，但常有迟到或磨蹭、拖延时间现象

(3) 时间判断能力与其年龄相符

(4) 对时间判断较同龄人敏捷，迟到时有正当理由

(5) 能熟练掌握时间表，并有计划地做出时间安排

11. 场地方向感：[　　]

(1) 方向感极差，常在校园、操场或临近场所迷失

(2) 有一定方向感，但判断有限，偶有迷路现象

(3) 方向感与年龄相符，在熟悉的场所不迷路

(4) 方向感较同龄儿好，几乎不迷路或转向

(5) 方向感敏锐，能很快熟悉新的场所，从不迷路

12. 关系判断（如大小，远近，轻重等）[　　]

(1) 对比能力差，总是做出错误判断

(2) 对比悬殊可作出判断，但仍显得迟钝

(3) 对比能力适中，判断能力与年龄相符

(4) 对比和判断能力较好，能够举一反三

(5) 对比判断能力优秀，经常举一反三

13. 位置感：[　　]

(1) 不懂左右或东西南北，总是转向

(2) 理解左右和东西南北较差，时有转向

(3) 方向判断与其年龄相符，能理解左右和东西南北

(4) 方向感良好，很少转向

(5) 方向感出色，能迅速准确判断方向

四、运动能力

14. 一般运动（如走、跑、跳、爬、攀登等）[　　]

(1) 动作极笨拙不协调，很难掌握体育课教的运动技巧

(2) 动作水平尚不及同学，灵活性偏差，运动技巧较差

(3) 运动水平与年龄相符，较灵活

(4) 运动能力较同学好，动作灵活娴熟

(5) 具有运动天赋，运动能力出色

15. 平衡能力：［　　］

(1) 运动和平衡能力笨拙，经常跌倒或磕磕绊绊

(2) 平衡能力较同龄儿童差，较容易失衡或跌倒

(3) 平衡能力与年龄相符，平衡能力较灵活

(4) 平衡能力好，较快掌握平衡技能

(5) 极出色的平衡能力

16. 手灵活性（如使用筷子、手工、系纽扣、鞋子、绘画、持球等）：［　　］

(1) 手动作极笨拙和不协调，手指灵活性极差

(2) 手动作较同年级儿童差，不太灵活

(3) 手灵活性与其年龄相符，操作水平较灵活

(4) 手灵活性良好，优于同年级儿童

(5) 手动作非常灵活，能熟练操作手中物体

五、社会行为

17. 班级内的协调性：［　　］

(1) 常在班内捣乱，缺乏耐性，无法控制个人行为或反应

(2) 喜欢出风头和引起别人的注意，缺乏耐性

(3) 协调性和其年龄相符，能控制个人行为，有耐性

(4) 协调能力优于同年级儿童，自控能力较强

(5) 协调能力非常出色，不用吩咐也能自控和协调周围关系

18. 注意力：［　　］

(1) 注意力完全不能集中，或极涣散

(2) 注意听课困难，思想常溜号或走神

(3) 注意力与年龄相符，有一定的集中注意能力

(4) 注意力较同年级儿童好，能较长时间注意听讲

(5) 能保持长时间注意力，能掌握听讲的要点

19. 调整顺序能力：［　　］

(1) 做事无序，粗心大意，完全没有计划性

(2) 做事顺序性较差，容易出错，不注意

(3) 安排顺序能力与年龄相符，做事较有计划

(4) 较同年级儿童好，能安排做事的顺序，计划性较好

(5) 做事极有计划性，能够按顺序有始有终做到底

20. 对新情况的适应性（如生日聚会、联欢、旅游、课程变更等）：［　］

(1) 极易兴奋，无法自控冲动和制造混乱，很难适应情景变化

(2) 控制力较弱，对情景变化容易过度反应，容易出错

(3) 适应性与年龄相符，不易制造混乱

(4) 较自信，能较快顺利地适应新情景

(5) 有独立性，适应性非常好，而且主动适应环境

21. 社会交往：［　］

(1) 别人不愿与他（她）交往，躲着他（她）

(2) 别人偶尔与他（她）交往

(3) 交往能力与年龄相符，有朋友

(4) 别人较喜欢与他（她）交往

(5) 深受同学或伙伴欢迎

22. 责任感：［　］

(1) 完全没有责任感，从不履行自己的责任（包括基本卫生习惯）

(2) 有限的责任感，但好躲避责任

(3) 责任感程度与年龄相符，能够完成指定的任务

(4) 责任感较同年级儿童高，可主动接受和完成任务

(5) 有强的责任心，能积极主动承担任务和责任

23. 完成任务能力（如作业、值日、计划、大家商定的事情等）：［　］

(1) 即使别人帮助也无法完成

(2) 在帮助督促下勉强吃力地完成

(3) 能较好地完成任务，能力与年龄相符

(4) 较同年级儿童好，无帮助和督促也能独立完成

(5) 积极主动完成任务，无须别人督促提醒

24. 关心他人：［　］

(1) 行为粗野霸道，忽视别人的情绪或感受

(2) 偏于我行我素，做事不太在乎别人的感受

(3) 关心他人与年龄相符，偶有不适当的行为

(4) 较同龄儿更多关心他人，少有不符社会准则的行为

(5) 富有同情心，经常关心他人，不做社会准则不符的事情

第七节　格赛尔发育诊断量表

（一）概　述

Gesell 发育诊断量表（Gesell developmental schedules，GDS）是评估诊断 0～6 岁儿童发育平均水平的心理测量工具，也是用于评定 0～6 岁儿童智力残疾的标准化方法之一。

阿诺德·格赛尔（1880—1961 年）是 Gesell 发育诊断量表创始人，他于耶鲁大学退休后创办耶鲁儿童研究中心。19 世纪 20 年代研究中心培养的医生、护士、研究人员利用摄像技术对儿童发展进行了开创性的研究，记录了 10 000 名 4～5 周岁儿童的真实状态，并且专注于通过影响分析研究每名儿童的语言、运动、社会性、情绪和认知的发育变化，以更好地了解各年龄状态儿童的发育特点及神经系统完整性、成熟性的关系。他的《婴幼儿行为图册》记录了 3200 名儿童发育的过程及资料，堪称不朽之作，为儿童发育诊断量表的诞生奠定了重要基础，因而，阿诺德·格赛尔被称为儿童发展量表之父。研究中心于 1925 年首次编制发表了格赛尔发育诊断量表，之后于 2008—2010 年进行了修订，年龄扩大至 9 岁。2012 年将评估年龄扩大到 16 岁。由于版权关系，我国未再引进修订后的量表。

我国目前应用的 Gesell 发育诊断量表是 20 世纪 20 年代由林传鼎教授引进的 1974 版本的发育诊断，由林传家教授带领，以北京市儿童保健所作为主要修订单位完成了国内的标准化修订，并在临床实践中取得了良好的应用效果。量表的修订过程分为两个阶段：

第一阶段是对 0～3 岁部分的修订，即《婴幼儿发育监测量表》。北京市儿童保健所和北京医学院第一附属医院保健科共同组成的"北京智能发育协作组"作为修订单位。预实验于 1981 年开始，对 884 名北京城区正常婴幼儿进行了横断面测查，并采用纵向系统观察法，完成 60 名儿童的 3 年追踪，与 1985 年完成北京城区正常婴幼儿发育进程数据。之后继续扩大样本量，完成了全国五省一市2128人次测查。并获得"北京市卫生局鉴定的应用技术成果（成果年度编号91213910，应用行业码754，中图分类号R175）"。1986—1987年将此国内修订的量表对全国29个省市130人进行了师资培训，推广使用该量表，期间测查1377人，获得良好的应用效果。1987年4月由中国残疾人联合会组织专家论证，确定将其作为全国第一次残疾人调查0～3岁儿童智力残疾诊断工具。在应用过程中，其应用效果表明，量表诊断价值较高，具有客观性和有效性，并可以国际资料相比较。

第二阶段是量表3.5～6岁部分的修订。由北京市儿童保健所、北京医科大学第一临床医院预防保健科、首都医科大学附属儿童医院保健科于1990—1992年共同完成的修订工作。制定出3.56～6岁量表；并获得"北京市卫生局鉴定的应用技术成果（成果年度编号99025389，应用行业编码754，中图分类号B884.1）"。经过补充修订的量表，与0～3岁衔接成一体，既扩大了年龄范围，又具有了量表的连续性，也保持了原Gesell量表的的基本特性。为儿童保健及儿科临床的发育诊断、儿童早期的发育干预以及与其有关的流行病学调研工作，提供了理想的标准化工具。

（二）量表的结构及评价标准

1. Gesell 发育诊断量表结构

量表与正常儿童的行为模式为标准，鉴定、评价观察到的行为模式，以发育年龄、发育商表示儿童的发育水平，作为判断小儿神经系统完善性和功能成熟度的手段。全程表分为13个关键年龄，即：4周、16周、28周、40周、52周、18月龄、24月龄、36月龄、42月龄、48月龄、54月龄、60月龄、72月龄，共有五百余个项目根据发育年龄的次序分布于各个年龄组中，根据发育的内容分布在5个能区中，即适应性行为（Adaptive behavior）、大运动行为（Gross motor）、精细动作行为（fine motor）、语言行为（language）、个人－社交行为（personal－Social behavior）5部分。

（1）适应性行为是反映儿童发育整体状况的重要能区，它涉及对刺激物的组织，相互关系的知觉，将刺激物的整体分解成它的组成部分，并将这些组成部分按有意义的方式在组成为整体。

（2）大运动行为包括姿势反应、头的稳定、坐、站、爬、走等。

（3）精细动作行为包括手和手指抓握、紧握和操纵物体。

（4）语言行为包括对别人语言的模仿和理解。

（5）个人 – 社交行为包括婴儿对他所居住的社会文化的个人反应。

量表测评时间需要 40 ~ 120 分钟，时间长短与儿童的年龄、测试状态、发育水平均有关系。每名儿童均须彻查完成五个能区。

2. 计算方法与评价标准

（1）计算方法：发育商（DQ）= 发育年龄（DA）/实际年龄（CA）×100；发育年龄（DA）的计算，根据儿童实际测查的发育年龄区间，采用不同的公式（分四类）进行分析并计算。

（2）评价标准：见表 8 – 5。

表 8 – 5　Gesell 发育诊断量表评价标准

分度	发育商数（DQ）	适应行为
轻度	75 ~ 55	轻度缺陷
中度	54 ~ 40	中度缺陷
重度	39 ~ 25	重度缺陷
极重度	<25	极重度缺陷

（三）量表的信度及效度研究

量表修订年代较早，多以常模人群中项目的通过率（75% 或 90%）考察行为模式的排列方式，在应用中考查量表的使用价值，并无相应的、目前制定量表所需要的限度、效度统计数据体现在文献中。

（四）量表的临床应用研究

由于 Gesell 发育诊断量表能够相对全面、连续、真实地反映个体发育情况，目前在我国儿科、儿童保健、康复、科研等领域得到广泛应用，是制定发育量表校标的选择之一。作为 0 ~ 6 岁儿童发育迟缓和儿童智力残疾诊断的重要依据，2006 年 1 月由中国残疾人联合会组织专家论证，确定将其作为全国第二次残疾人调查 0 ~ 6 岁儿童智力残疾诊断工具，在全国 29 省调查中使用；2013 年 10 月被中国残疾人联合会、国家卫生和计划生育委员会确定为 "0 ~ 6 岁儿童残疾筛查工作规范"中智力评定方法；2013 年，在北京市残疾人联合会、北京市教委、北京市财政局、北京市卫生局联合下发的"北京市残疾儿童康复服务办法"中，被指定为儿童智力残疾评定方法。

（五）量表的特点及使用中的注意事项

1. Gesell 量表具有较强的专业性，能够相对系统、准确地判断儿童发育水平。但其应用时，对测试人员要求较高，需要具备一定的儿科临床、儿童保健、儿童发育的经验或经历，且经过标准化培训并取得资格的医生完成。测评过程中要求态度和蔼，使用标准的测验用具，并严格按照指导语进行操作，针对结果，应结合养育行为进行标准化解释，以避免出现结果的主观偏倚和错误。测试人员必须遵守职业道德，遵守保密原则；不能将测验方法和评分标准公开宣传，影响其使用的标准性，以致失去测试意义；不能将测试内容作为教学或训练的内容，以避免给被试带来损害。

2. Gesell 发展诊断量表以适应性能区作为儿童发展水平的总体代表。但因 5 个能区的结果体现儿童行为发育的各个不同维度水平，故进行结果分析时，需针对每个维度的行为模式进行分析，而不能以计算的总和或平均值代表儿童的发育水平。

3. 对于婴幼儿来说，不能将心理测评与神经病学检查截然分开。如果在婴儿期，行为发育完善、质量好、速度正常，证明大脑皮质发育是完整的。若没有损害事件发生，大脑皮质的完整性将继续保持。由于行为发育的结果受生物学因素、社会心理因素的同时作用，故在预测儿童未来发育水平，尤其智力方面，具有很大局限性，因此，不能认为测查分值越高，儿童智能发育越好，或者未来成就越高。

4. 具有听觉障碍、肢体运动障碍或语言行为问题的儿童，易造成测试结果的偏倚，需结合儿童的具体行为方式分析结果的准确性、客观性及其影响因素。

5. 发育诊断是根据儿童发育成熟程度分析儿童的发育状况，并不试图直接测试智力水平，而是结合临床表现估计智力潜力。

第八节　0~6岁儿童神经心理发育量表

（一）概　述

1. 量表编制的意义

婴儿出生后，不仅身高、体重不断地增长，而且行为、精神、心理也在不断发育。婴儿发育的速度却各不相同。如何判断婴儿行为、精神、心理的发育状况，寄望都是采用国外的一些发育量表来评价，如贝利婴幼儿发育量表、Gesell 发育诊断法等。为了制定出适合我国特色、能客观评价婴幼儿智能发育程度的诊断量表，自 1980 年起，在我国老一辈儿童保健专家薛沁冰教授指导下，由首都儿科研究所薛红、张家健、高振敏、张春如、曹英等医生和中国科学院心理所茅于燕教授牵头，在全国按人口分布分层比率，选取 12 个城市组成协作组，完成"0~3岁儿童神经心理发育量表"，简称"儿心量表"。儿心量表是基于"以自己为主"的观点来尝试制定量表的。由于横查方法使小儿的行为表现不够充分，所以在编制量表时，以追踪测查小儿的精神发育智能为基础，以横查做验证的方法，制定了符合我国国情的儿心量表。1985 年量表延长至 60 月龄并经严格抽样并完成了全国的标准化。在 1997 年又将测查项目延长至 84 月龄，其量表适用范围涵盖儿童健康管理全部年龄段即 0~6 岁儿童，但延长部分的测试项目未进行标准化，量表的适用人群为我国 0~6 岁的儿童。

2. 儿心量表的制定原则

儿心量表的制定的原则是以纵向为主，横断验证为原则。

（1）纵向观察：有首都儿科研究所牵头，自 1980 年起研发婴幼儿发育量表，最初选取无高危因素新生儿 60 名为研究对象，男童 29 名，女童 31 名。每例追踪测查 21 次，历时 3 年半。纵向观察记录早期儿童神经心理发育情况，并依据中国婴幼儿发育规律和行为特征设计编制测验项目。

（2）横断面研究：再经 0~4 岁 1275 名儿童横断面的验证，完善测验项目，首次制定出我国第一个 0~3 岁儿童神经心理发育量表。随后用横断方法扩大样本量以制定全国常规量表。

3. 儿心量表标准化常模的制定

（1）抽样人群的代表性：于 1985 年在全国通过严格抽样，选出具有代表性的 12 省市（北京、天津、长春、兰州、开封、郑州、武汉、昆明、贵阳、福州、上海）进行标准化常模的测试。抽样方法按地区、年龄、性别及教养环境 4 个变量在 12 个城市采取分层整体抽样，对象全部为健康、足月、单胎、无高危因素的小儿；男女比例按 1:1 比例抽取；教养条件按散居与集体儿童按比例抽样，婴儿以散居为主，幼儿散居集体各半；全国 3 岁以下儿童共测查 13 868 名，男童 7026 名，女童 6842 名。男女比例最终为 1.03:1，抽取的样本具有代表性。

随后又增加 1185 名 4~5 岁儿童样本，将全国常模量表的测验项目延长至 5 岁，形成涵盖 177 项针对 0~4 岁小儿神经心理发育的诊断量表。在 1997 年又将测查项目延长至 84 月龄，其量表适用范围涵盖儿童健康管理全部年龄段即 0~6 岁儿童，但 4~6 岁测查项目未在国内进行标准化。

（2）测查时间：协助组举办培训班共 8 次，严格培训主测人员，可靠性测验 99.1%。年龄按 1 岁内婴儿生日前后 5 天内测查，1~3 岁幼儿生日前后 15 天内测查。

（3）常模的质量控制：在进行全国标准化常模时，协作组制定统一研究方案、统一测查表格及填表说明、统一制定测查工具及指导语。全国量表标准化过程进行严格质量控制，定期抽查保证每张抽查表格合格。复审全部表格，删除不合格者，废卡率控制在 2% 以内。用计算机统计分析全部资料。

（二）量表的结构及评分标准

1. 量表的内容及结构介绍

根据 0~6 岁儿童神经心理发育特点，量表分为大运动、精细运动、适应能力、语言及社交行为等五个能区，每一年龄组 6~8 个项目，共计 211 个项目。0~6 岁共分 28 个组，其中 1~12 月龄每月分 1 组，13~36 月龄每 3 个月 1 组，37~72 月龄每 6 个月 1 组。

量表编制的依据是以纵查常模项目为基础，编制横查预测量表，对200余名小儿预测后，修改个别项目，制定正式横查表，再用其测查不同月龄小儿，求出横查常模项目。纵、横查一致项目为82.4%。取有代表性、评分明确的项目，结合纵查和横查结果，制成量表。

量表标准化过程根据大数量测查数据，统计和分析出全国常模年龄项目，经再次修订，最后制定出正式的0~6岁儿童的儿心量表。

常模月龄是以一个行为模式完成的月龄表示。将大运动、精细动作、适应能力、语言及社交行为等的测查结果逐项合并，用概率法基表。算出各自25%、50%、75%、90%及格的平均月龄。如"独走自如"完成的年龄幅度为12~18月龄，其中75%在15个月完成，15个月即为其常模月龄。

2. 均值及标准差

各能区的得分均值随年龄的增长而升高，并呈直线分布，相邻两组间的得分差非常显著（$P < 0.001$），见表8－6。

3. 儿心量表的信度与效度

（1）发育商与智龄：采用离差发育商评价，发育呈正态分布，与理论的分布基本一致。智龄根据实测分属推算其智龄的相关系数在各个年龄组分别计算相关系数 $r = 0.999$（$P < 0.001$）。

表8－6 0~60月龄五能区平均得分的均数和标准差

月龄	测查人数	均值	标准差	t 检验
1	664	1.34	0.64	
2	667	2.37	0.61	16.97
3	682	3.20	0.69	26.05
4	685	4.14	0.77	23.85
5	635	5.21	0.83	24.43
6	670	6.21	0.90	20.70
7	679	7.10	0.86	18.46
8	649	8.11	0.92	20.70
9	661	9 03	0.97	17.52
10	632	10.04	1.07	17.78
11	599	11.13	1.26	17.70

表 8-6 续

月龄	测查人数	均值	标准差	t 检验
12	677	12.54	1.73	16.57
15	683	15.77	2.21	30.19
18	688	18.60	2.31	23.22
21	635	21.19	2.66	19.03
24	684	24.56	3.34	20.29
27	654	27.87	3.23	19.39
30	663	31.00	3.45	17.09
33	641	33.45	3.71	12.34
36	691	36.19	3.99	12.91
42	629	42.21	4.05	29.27
48	253	48.57	5.63	20.12
54	229	54.33	6.02	10.62
60	252	47.01	4.26	5.69

说明：各月龄组的 t 检验和 P 值是指本组与上月龄组间的检测结果（$P < 0.001$）

（2）信度检验：主测人员之间的信度检验，67 名主测人员测不同年龄儿童 251 名，查 20373 项，项目符合率 99.1%；发育商的相关系数 $r = 0.98$（$P < 0.001$）。初测与复测之间的信度检验同一测查人员隔 4~7 天对 52 名儿童进行两次测查，符合率为 88.3%。发育商相关系数 0.91。各能区测量标准误差在 0.01~0.09 分，实得分与应得分之间的差距甚小。

将全部测查项目按奇、偶项目分别计算得分，并进行奇、偶项目的相关检验，用 Spearmen-Brown 公式矫正 $r = 0.73~0.81$（$P < 0.001$）。证明量表内部结构合理。

（3）效度检验：与格塞尔量表比较，呈高度相关。发育商相关系数为 0.9537（$P < 0.001$）。

4. 测试方法及测试需要的时间

（1）测查用具：测查需要具有标准要求的用具，包括①诊查床，②围栏床，③小桌，④小椅，⑤逗引玩具多件（专用测查工具箱），⑥楼梯。

（2）测试需要的时间：通常测试为 1 对 1 进行，正常儿童可在 20~30 分钟测试完毕，对于不合作的儿童，时间会长一些。

（3）实施方案

1）计算实足年龄：以月龄为单位。首先计算出实际年龄，即几岁几月零几天，再把岁和天数换算为月，以月龄为单位。

月换算成日为：1 个月 = 30 日

岁换算成月为：1 岁 = 12 个月

例1：测验日期：2001 年 6 月 13 日

出生日期：2000 年 6 月 26 日

0 岁 11 个月 17 天 = 11.6 个月

2）标记主测月龄△标记。在主测月龄前以△标记，以示此月龄为该儿童的实际月龄.

3）测查顺序：以先易后难为原则。先查动手项目，如精细动作、适应能力、再查语言、社交行为，最后查大运动。

4）记录结果：通过的项目用〇表示，不通过的项目用◇表示。

5）测验结果：不管主测月龄的项目是否通过，向前测两个年龄组的项目要通过，向后测两个年龄组的项目不通过。

6）具体的计分方法见操作手册（略）。

7）计算智龄和发育商：智龄 = 五个领域分数之和 ÷ 5；发育商 = （智龄/实际月龄）× 100。

（4）智能水平评价：依据统计学换算结果，婴幼儿的智能水平可分为五个等级（表 8 - 7）。

表 8 - 7　婴幼儿的智能水平的五个等级

智能	发育商	评价
高智能	130 及 130 以上	优秀
中上智能	115 ~ 129	聪明
中等智能	85 ~ 114	正常
中下智能	70 ~ 84	偏低
低智能	69 及 69 以下	低下

（三）量表的临床应用研究

本量表通过临床实践，证明了其在婴幼儿智能诊断中的可靠性和实用性，儿心量表通过对行为的观察，可以尽早发现小儿的异常状况，对早期诊断和开展早期治疗干预，对提高康复的机会均有重要意义。

儿心量表以操作简便、与儿童实际情况符合率高，可以用计算机计算结果，所出报告一目了然，得到了一直的好评。目前被我国儿童保健界广泛使用，对开发儿童智力有重要的实用价值。

（四）量表的特点及使用中的注意事项

1. 量表的特点

儿心量表是我国首次对 0～6 岁儿童的神经心理发育自主编制的标准化常模，量表符合新编量表要求，测查项目是通过纵查、横查及全国量表标准化反复验证后确定的，并且通过全国量表标准化反复验证后确定的，横查样本量大，代表性好，量表能充分反应小儿神经心理发育的成熟程度及年龄特点。儿心量表的常模制定，填补了国内空白，因此具有重要意义。

2. 量表使用中的注意事项

（1）测试环境要安静，光线明亮，小年龄儿童允许一位家长陪伴。

（2）严格按指导语进行操作，不要家长插话，防止暗示、启发、诱导。

（3）熟记项目名称，掌握操作方法及通过标准。

（4）检查者的位置要正确，桌面要干净，测查箱内的用具不要让儿童看到，用一件取一件，用毕放回。

（5）向家长解释要恰当，注意技巧，尤其对发育落后的儿童更要慎重。

（五）0～6 岁儿心量表

0～6 岁儿心量表的操作方法和通过标准部分内容见表 8-8。

表 8-8　0～6 岁儿心量表的操作方法与通过标准（部分）

测查项目的操作方法	通过标准
1. 拉腕坐起，头竖直片刻：婴儿仰卧，主试者站在小儿脚前，面对小儿弯腰微笑、说话、直到小儿注视到主试者的脸。这时主试者轻轻握住小儿两只手腕，将小儿拉坐起来，观察小儿控制头部的能力	当把小儿拉坐起来时，小儿头可自行竖直片刻，约 2 秒钟
2. 触碰手掌握拳：小儿仰卧，主试者将示指放入小儿手掌中	小儿能将拳头握紧

测查项目的操作方法	通过标准
3. 眼跟红球过中线：小儿仰卧，主试者用右手提起红球，使红球在小儿脸部上方20cm处轻轻晃动以引起小儿注意，然后把红球慢慢移动，从头的一侧沿着弧形，移向中央，再移向投的另一侧，注意观察小儿头部和眼睛的活动，可重复3次	当主试者把红球移向中央时，婴儿能用他/她的眼睛跟踪看着红球转过中线，小儿的头部旋转或不旋转均可，但应肯定小儿注视着红球
4. 听声音有反应：婴儿仰卧，在小儿一侧耳上方9cm处轻摇铜铃，观察小儿反应	听到铃声会砖头、眨眼、皱眉、改变活动（动作减少、增多或停止活动）。一般情况下反应时间短促，但要肯定有明确听到声音的表现
5. 自发细小喉音　R：婴儿仰卧、清醒，注意他/她的发音	能发出任何一种细小柔和的喉音
6. 眼跟踪走动的人：婴儿仰卧，主试者在小儿视线内来回走动	眼睛随走动的人转动
7. 拉腕坐起，头竖直短时：操作方法同第一项"拉腕坐起，头竖直片刻"	小儿头可自行竖直5秒
8. 仰卧头抬离床面：将婴儿俯卧在一平面上（小床上）脸朝下躺着，用玩具逗小儿抬起头来	可自行将头抬起离开床面，下颌离开床面即可通过
9. 拨浪鼓留握片刻：将拨浪鼓塞在婴儿手中	可立刻看到玩具并注视着
10. 立刻注意大玩具：婴儿仰卧，用塑料玩具在婴儿面前晃动	可立即看到玩具并注视着
11. 发a、o、e等母音　R：引逗小儿发音	能发a、o、e等元音
12. 引逗时有反应：婴儿仰卧，主试者弯下腰对小儿点头微笑或说话，引逗小儿玩，观察反应，但不要碰小儿的面孔或身体来引起这一反应	婴儿会微笑、发声或手脚乱动等反应
13. 仰卧抬头：操作方法同第8项"仰卧投抬离床面"	可自行将头抬离床面。面部与床面呈45°
14. 抱直头稳：将小儿抱起，放于直立位置。观察小儿控制头部的能力	将头举正并且稳定10秒钟以上
15. 两手握一起：婴儿仰卧，将小儿双手合一起	能将双手握在一起玩3~4秒钟
16. 握拨浪鼓30秒钟：小儿仰卧，将拨浪鼓放入小儿手中	能自己握住拨浪鼓30秒钟

测查项目的操作方法	通过标准
17. 眼跟红球180°：小儿仰卧，主试者把红球举到小儿脸上方20处，摇动红球引起小儿注意，然后将球从头的一侧向中央，再向头的另一侧（180°）慢慢移动。注意观察小儿头部和眼睛的活动，可重复做3次	小儿用眼及头跟随红球转动180°（从一侧到另一侧）
18. 笑出声　R：引逗小儿笑，但不得接触小儿身体	小儿发出"咯咯"笑声。也可询问家长过去有无此笑声
19. 灵敏模样：主试者观察小儿对周围人和环境有何反应	眼会东张西望，表情活泼并跟踪行走的人或活动玩具
20. 见人会笑　R：主试者观察小儿在无人引逗的表情（站在小儿面前，不要先对小儿做出社交性接近）	见到人就自行笑起来，主动地进行社交活动
21. 俯卧抬头90°：将婴儿俯卧在一个平面上（小床上），脸朝下躺着，用玩具引逗小儿抬起头来	可自行将头抬离床面。面部与床面呈90°
22. 扶腋可站片刻：扶小儿腋下，置于立位后放松主试者手的支持	可用自己双腿支持大部分体重2~3秒钟
23. 摇动并注视拨浪鼓：小儿仰卧，将拨浪鼓放入小儿手中，鼓励小儿摇动	小儿可将手中的拨浪鼓拿到眼中线注视，并能主动摇动数下
24. 偶然注意小丸：桌面上放一小丸，用手指示意给小儿看。主试者可以指点小丸或把小丸动来动去，以引起小儿注意	小儿明确地注意（看）到小丸1~2秒钟
25. 找到声源：抱坐，主试者在小儿耳侧15cm处水平方向摇铃	可回头找到声源。一侧耳通过即可
26. 高声叫　R：观察小儿在高兴或不满时的声音	会高声大叫
27. 伊语作声　R：观察小儿安静时的发音	自言自语，无音节、无意义
28. 认亲人　R：观察小儿在看到母亲或其他亲人或听到亲人声音后的表情变化	见到母亲或其他亲人时，小儿变得高兴起来
29. 轻拉腕部即坐起：小儿仰卧位，主试者拉住小二两手，轻轻一拉到坐的位置	小儿能自己用力坐起，头部无后滞现象
30. 独坐头身前倾：将小儿以坐姿置于床上	独坐5秒钟以上，头身向前倾，用手撑床面
31. 抓住近处玩具：抱坐，桌子上放一玩具。玩具如拨浪鼓放在距小儿手掌一侧2.5cm处，鼓励小儿取玩具	小儿可用一手或双手抓取玩具

测查项目的操作方法	通过标准
32. 拿住一方木注视另一方木：抱坐，主试者先放一块积木在小儿手中，再放另一块积木于桌上，观察小儿对第二块积木的反应	小儿拿着放在他/她手中的第一块积木，当第二块积木拿近时，目光立即跟随过来，明确地注视第二块积木
33. 对人及物发声　R：观察小儿在看到熟悉的人或玩具时的发音	咿咿呀呀，发出像说话般的声音，小儿对人或对玩具"说话"
34. 见食物兴奋　R：观察小儿看到奶瓶、饼干、水等食物时的反应	当小儿看到奶瓶或母亲乳房时，表情激动，两眼盯着，表现出高兴要吃的样子。此时食物尚未碰到小儿嘴唇
35. 仰卧翻身　R：仰卧，用玩具引逗小儿翻身	从仰卧自行翻到俯卧位
36. 会撕纸　R：将一张16开纸放入小儿手中，使小儿能抓住纸的两边，注意观察小儿反应	能用双手将纸撕破。
37. 耙弄到桌上一方木：抱坐，放一积木在桌子上，小儿易于够到处。观察小儿反应	小儿伸手去触碰到积木，并且
38. 双手同时拿住两块积木：坐位，递给小儿两块积木	可以双手分别接两块积木，一手拿一块并同时握在手里至少10秒钟以上
39. 玩具失落会找：以红球引逗小儿注意，红球放的位置应与小儿双眼在一水平上。主试者手提红球，当小儿注意到红球后，立即松手使红球落地，此时主试者的手保持原姿势，观察小儿的反应	红球落地后，小儿立即低下头向地上寻找红球。有寻找球的动作，但不一定找到球
40. 叫名字转头：在小儿背后呼唤其名字	会转头寻找呼叫的人
41. 自喂饼干　R：给小儿一块饼干，示意让吃，而不吸吮	自己拿住饼干一口一口吃，是咀嚼
42. 会躲猫猫：主试者把自己的脸藏在一张有孔的白纸后面（孔直径0.5cm），呼叫小儿名字，小儿看到后，主试者沿纸边在纸的一侧出现，露出面孔并说"喵、喵"反复两次，同时从纸孔看小儿表情	小儿主动参与游戏，主动注视主试者露脸的地方，高兴地笑。再次露脸时，小儿视线再次转向主试者露脸的方向，或笑
43. 独坐自如：置小儿于坐位	稳坐于床上，无须用手支撑独坐10分钟以上
44. 把弄到小丸：抱坐，将一小丸放在桌上，鼓励小儿取出小丸	能用全掌把弄到小丸。小儿用整个手所有指头都弯曲作把弄骚抓动作，最后成功地抓到小丸

测查项目的操作方法	通过标准
45. 自取一积木，再取另一块：抱坐，呈一积木给小儿，抓住后，再呈一积木给他／她	小儿主动伸手去抓桌上的积木，握住第一块积木后（积木保留手中），又成功地用另一只手抓住第二块积木
46. 积木换手：抱坐，呈一积木给小儿。小儿拿住后再向拿积木的手前呈另一块积木给小儿	小儿将第一块积木换到另一只手后，再去拿第二块积木，转递时积木直接从小儿一手传到另一只手抓握，没有经过放在桌上或放到嘴里
47. 伸手够远处玩具：抱坐，将一玩具放于小儿手恰好够不到的桌面上	欠身取，并能够到玩具
48. 发"da－da、ma－ma"无所指 R：小儿清醒，听小儿发声	会发"da、ma"的声音。但无所指
49. 对镜有游戏反应：将小儿置镜前，鼓励小儿看镜中影像	对镜中影像有拍打、亲吻、微笑等表现
50. 能认生人 R：小儿坐母亲膝上，观察其对陌生人的反应	拒抱、哭、不高兴或惊奇等表现
51. 双手扶手可站：将小儿放在床栏杆旁站立着	双手扶栏杆支撑全身重量，保持站立位5秒钟以上，胸部不靠栏杆
52. 拇指能捏小丸：抱坐，将一小丸放在桌上，鼓励小儿取小丸	能用拇指和它指捏起小丸
53. 试图取第三块积木：连续出示两块积木后小儿均能拿住，再呈第三块积木鼓励小儿取。前两块仍保留手中	有要取第三块积木的表示，不一定能取到
54. 持续用手追逐玩具：以玩具逗引小儿来取，将要取到时将玩具移到稍微远的地方	持续追逐玩具，力图拿到
55. 有意识地摇铃：示范摇铃，然后鼓励小儿摇铃	有意识地摇铃
56. 模仿声音 R：面对小儿作咳嗽、弄舌的声音	会模仿弄舌或咳嗽的声音
57. 懂得成人面部表情：对小儿训斥或赞许会爬、俯卧，用玩具逗引小儿爬	表现委屈或兴奋等反应会爬。爬行仅用手脚或手膝动作，躯干抬高，腹部未抬离床面，向前爬行
58. 拉双手会走：轻拉小儿双手站立，给予支持但不能用力，鼓励小儿向前行走	可自己用力，协调地移动双腿，向前行走数步（三步以上）
59. 拇食指捏小丸：抱坐，将一小丸放在桌上，鼓小儿取小丸	能用拇指和食指捏小丸

测查项目的操作方法	通过标准
60. 从杯中取出积木：主试者在小儿注视下将积木放入杯中，鼓励小儿取出	能自行将积木取出
61. 积木对敲：给小儿两块积木，一手拿一块，示范后鼓励小儿敲	小儿能把双手合到中线，用一手中的积木敲打另一手中的积木。偶尔相碰不能得分
62. 会欢迎、再见　R：主试者说"欢迎或再见"，鼓励小儿用手势表现	能有欢迎或再见的表示
63. 表示不要　R：在小儿面前出示两物，观察其取物时的反应	小儿对不要之物有摇头或推开动作
64. 拉着栏杆站起：小儿坐在围栏内，较近栏杆处栏杆上放一玩具，鼓励小儿自己站起	不需他人帮助，小儿能自己手拉栏杆站起到身体完全直立，脚牢靠地站在床上
65. 扶栏杆行走：小儿拉着栏杆站起，在稍远的栏杆上放一玩具。鼓励他/她走过去拿玩具	自行扶住栏杆行走，横走 3 步以上，一边走一边移手
66. 拇食指动作熟练：抱坐，将一小丸放在桌上，鼓励小儿取小丸	捏小丸时，用拇指和食指的指端对捏，动作协调、迅速、能熟练地用拇、食指捏起小丸
67. 拿掉扣积木的杯子：积木放桌上，在小和注视下用杯子盖住积木，把手对着小儿，鼓励他/她取积木	小儿能主动拿掉杯子，取出藏在杯子里面的积木
68. 寻找盒内的东西：在小儿面前摇响盒（盒内有硬币），然后避开小儿能将硬币取出，给小儿空盒	能明确地寻找盒内的硬币
69. 模仿发语声：面对小儿发出"爸爸""妈妈"声音，或动作用于如拿、走等，鼓励小儿模仿	会模仿成人发一、二字音等
70. 懂得常见人及物名称会表示　R：对小儿说"妈妈在哪里？""灯在哪里？""阿姨在哪里？"等人或物的名称	会用眼睛注视所说的人或物
71. 扶物蹲下取物：小儿靠围栏站着，将玩具放在小儿脚下的床上，鼓励他（她）取	一手扶栏杆蹲下，用另一只手捡玩具，并能再站起来
72. 独站片刻：将小儿置于立位，待小儿站稳后松开双手	能独自站立 2 秒钟以上
73. 打开包积木的纸：用 16 开白报纸在小儿注视下包起积木，然后打开，再包上，鼓励小儿找	有意识地打开包积木的纸，寻找积木，将积木拿到手

测查项目的操作方法	通过标准
74. 积木放入杯中：示范将积木放入杯中，鼓励小儿同样做	能有意识地将积木放入杯中
75. 模仿推小车：在桌上示范推玩具小车，鼓励小儿推	能推动小车行进
76. 有意识地发一个字音　R：在看到玩具或用具时，不示范。观察小儿的语音反应	有意识并正确地发出相应的字音。可用字音表示一个动作、一个人或物名，如拿、走、姨、奶、鸡等，发音不一定准确
77. 懂得"不"　　R：小儿取一玩具时，主试者说"不动""不拿"，只是不要做手势	会停止拿取玩具的动作
78. 模仿拍娃娃：示范拍娃娃的动作，鼓励小儿同样做	学大人样子拍娃娃
79. 独站稳：扶小儿站立，放松支持小儿的双手	独自站立10秒钟以上
80. 牵一手可走：主试者牵小儿一只手行走，不要用力。目的是为了使小儿身体平衡，而不是为了支持	能自己协调地移动双腿迈出，但须借成人扶持保持平衡，至少向前迈三步以上
81. 试把小丸投进小瓶：放一小丸及透明小瓶在桌上，示范及指点将小丸放入瓶内	捏住小丸往瓶内投放，不一定成功
82. 全掌握笔留笔道：示范用笔在纸上划笔道，然后鼓励小儿自己画	用手握笔在纸上划。留下笔道即可
83. 盖瓶盖：示范将瓶盖盖在瓶上，鼓励小儿盖。瓶盖应翻放在桌上	会将瓶盖翻正后盖在瓶上，不需拧紧
84. 叫妈妈爸爸有所指：观察小儿见到妈妈、爸爸时，是否会有意识地称呼妈妈或爸爸	会主动地称呼妈妈或爸爸
85. 向他（她）要东西知道给：先将一玩具放入小儿手中，然后向他/她要，但不要伸手去拿，应该用语言说明"××东西给我"或"给我××东西"	经要求，把玩具主动还给检查者，并主动松手，将玩具放到主试者手中
86. 穿衣知配合　R：成人给小儿穿衣时，观察他/她是否配合	穿衣时小儿配合，如穿衣时有伸手、伸腿等配合动作，不一定穿好
87. 独自行走：观察小儿走路的情况	行走自如，不左右摇摆
88. 自发乱画：给小儿纸和笔，不示范，鼓励小儿画画	能用笔在纸上自行乱画

测查项目的操作方法	通过标准
89. 从小瓶中拿到小丸：鼓励小儿把小丸放入透明瓶内，然后将小儿将小丸取出，但不能说倒出	能将小丸拿出或倒出
90. 翻书两次：鼓励小儿翻书	做出翻书动作两次
91. 盖上圆盒：示范将圆盒盖盖好，鼓励小儿同样做	会将盖子盖上
92. 会指眼、耳、鼻、口、手（3/5）：主试者问小儿"眼在哪儿?""耳在哪儿?""鼻子在哪儿?"……	能用手－－正确指出3个以上身体部位（3/5）
93. 说3~5个字　R：观察或询问小儿有意识地讲话的情况	有意识地说3~5个字（爸、妈除外）应将会说的话录下来
94. 会脱袜子　R：嘱小儿将袜子脱掉、观察脱袜子的方法	能有意识地脱下袜子，而不是拉下来
95. 扔球无方向：示范过肩扔球，鼓励小儿扔	举手过肩扔出球。可无方向，距离大检查者一臂远
96. 模仿画道道：示范用蜡笔画出一无方向道道，鼓励小儿画	能画出道道，方向不限
97. 积木搭高四块：示范搭两块积木，推倒后鼓励小儿搭（一块一块出示积木）	搭高四块积木，三试一成
98. 放正圆积木入型板：在型板圆孔侧放一圆积木，圆孔靠近小儿身体。请小儿把积木放进孔内，不示范	不经指点能正确将圆积木放入孔内
99. 懂得三个投向：请小儿分别把三块积木给妈、阿姨、放在桌子上	会正确地将积木送到要求的地方
100. 说出十个字　R：观察或询问小儿有意识地讲话的情况	有意识说出10个或以上单字（爸、妈除外）记录会说全部单字
101. 白天能控制大小便　R：观察或询问小儿大小便是否坐盆，并询问小儿白天是否尿湿裤子	经人提醒或主动坐盆大小便，白天基本不尿裤子
102. 脚尖走　R：示范用脚尖走，鼓励小儿模仿	能用脚尖行走数步，脚跟不得着地
103. 扶墙上楼：在楼梯上放一玩具，鼓励小儿上楼去取	能手扶楼梯，熟练地上梯三阶以上
104. 玻璃丝穿过扣眼：示范用玻璃丝穿过扣眼。鼓励小儿穿	能将玻璃丝穿过扣眼。0.5cm以上，不必拉线
105. 积木搭高7~8块：示范搭高两块积木，推倒后鼓励小儿搭（一块一块出示积木）	能搭高7~8块积木，三试一成

测查项目的操作方法	通过标准
106. 倒放圆积木入型板：在小儿能正放圆积木入型板的基础上，将型板倒转180°，圆积木仍在原处，令小儿将积木放入圆孔里	型板倒转后，能正确将圆积木放入圆孔内
107. 回答简单问题：主试者问"这是什么（皮球)?""那是谁（阿姨)?""爸爸干什么去了?"	会一一正确回答
108. 说3~5个句子：观察或询问小儿有意识地说话情况	能有意识地将3~5个字组合在一起，即有意识地说出3~5个字的一句话（有主、谓语)
109. 开口表示个人需要：观察或询问小儿是否会用语言表达自己的需要	会说出自己的需要（三种以上）如"吃饭、喝水、玩汽车、上街"等，用语言表达常以手势，但仅用手势表示时，不算通过
110. 双足跳离地面：示范双足同时跳离地面，鼓励小儿模仿	能双足同时离地跳起二次以上（双足同时离地，同时落地)
111. 穿扣后拉过线：示范用玻璃丝穿扣眼，并用另一只手将线拉出	能将玻璃丝穿过扣眼，并用另一只手将线拉出
112. 一页一页翻书：示范一页页翻书，鼓励小儿翻	用手捻书页，每次一页，连续三页以上
113. 式样板放准三块：将三块积木（圆、方、三角形）放在与大型板相应的孔旁，请小儿放入（不得指点）不示范	能准确一一放入相应孔内
114. 说两句以上儿歌：鼓励小儿说儿歌	不能提示说出二句或以上儿歌
115. 问"这是什么?"R：观察或询问家长，在见到某物时，小儿是否会自发问"这是什么?"	小儿自发提出问题，主动问"这是什么?"
116. 说常用物用途：分别问小儿碗、臂、板凳、球三种以上物品的用途（干什么用的)	会说出三种以上物品的用途。3/4
117. 独自上楼：示范或不示范请小儿上楼梯，并让他/她不扶楼梯栏杆	不扶楼梯栏杆，稳定地上楼梯三阶以上，可两脚放一台阶上
118. 独自下楼：示范或不示范请小儿下楼梯，并让他/她不扶楼梯栏杆	不扶楼梯栏杆，稳定地下楼梯三阶以上，可两脚放一台阶上
119. 模仿画一竖道：示范画一竖道（竖线须与小儿身体垂直，鼓励小儿模仿	能画竖线，长度＞2.5cm，竖线与垂直线的夹角应＜30°，与水平线的夹角应＞60°

测查项目的操作方法	通过标准
120. 认识大小：向小儿出示大小各一的塑料片，请小儿把大的给妈妈或阿姨	会正确把大的给妈妈（三试二成）
121. 正确放置倒放型板：在小儿正放三块积木入型板的基础上，将型板倒转180°三块积木仍在原处，令小儿放入	不经提示，会正确将翻转后的型板正确放置
122. 说8~10个字的句子：观察或询问小儿说话的情况	会说8~10个字组成的句子，不仅有名词、动词，还有形容词、副词等，如"星期天妈妈带我去公园"
123. 脱单衣或裤 R：主试者问小儿"大人对不对?"观察小反应和回答	小儿摇头或说不对
124. 开始有是非观念 R：主试者问小儿"大人对不对?"观察小儿反应和回答	小儿摇头或说不对
125. 独脚站2秒钟：示范用独脚站立，鼓励小儿同样做	可一只脚站立2秒钟以上，不允许扶任何物体
126. 模仿搭桥：示范用下面两块，上面一块共三块积木搭成有孔的桥，并保留模型，请小儿照样搭，但主试者不得指点桥孔，予以提示	能搭出有孔的桥（不经成人提示有孔）
127. 穿扣子3~5个：示范连续穿扣3~5个，鼓励小儿也穿	能熟练穿扣，拉过线3个以上
128. 知道1与很多：1块和数块积木分放两边，请小儿指出哪里是多的，再指1个的一边问"这是几个?"	先正确指出哪一边多，后回答"是一个"
129. 知道红色：呈红、黄、蓝、绿四色图片或积木，请小二说出各为何色	能正确识别红色
130. 说出图片10样：顺序询问小儿18张图的名称	能正确说出其中10张的名称
131. 来回倒水不洒：把无把的一个杯子中注入1/3杯的水，然后示范将水倒入另一杯中，来回各倒一次，鼓励小儿同样做	会将水来回倒两次，不洒
132. 立定跳远：示范跳过16开白纸（20cm宽），鼓励小儿照样跳	双足同时离地跳起过纸，不得踩到纸
133. 模仿画圆：示范画一圆，鼓励小儿画	所画图两头香蕉，为闭合原型，不能明显成角。如为 ⬭ 通过，⬯ 为不通过

测查项目的操作方法	通过标准
134. 懂得"里""外"：主试者将一小碗放入透明瓶内问"小丸在瓶里，还是在瓶外。"	可正确说出是在里面还是在外面
135. 积木搭高10块：示范搭积木两块，推倒后鼓励小儿搭高（一块一块出示积木）	能搭积木10块（三试一成）
136. 说出性别：问小儿性别。若是女孩问，"你是女孩是啊是男孩"；若是男孩问，"你是男孩还是女孩"	能正确说出自己的性别
137. 连续执行三个命令：让小儿做三件事：擦桌子、摇铃、把小椅子搬开、不必按顺序做，做完两件后，不能提醒或给予暗示	这三件事全部会做到，没有遗忘任何一项，但顺序可颠倒，成人不能提醒
138. 会穿鞋：将小儿鞋脱下，鞋尖头对小儿，鼓励其穿上	可自己穿上，不要求分左右和系鞋带
139. 解扣子：鼓励小儿解开上衣扣子（不是按扣）	会自己解开，方式可随意（不是拉开）
140. 两脚交替跳：示范用双足在原地交替跳起，鼓励小儿跳	可双足交替跳起，高度在5cm以上
141. 折纸边角整齐（长方形）：示范用一长方形横竖对折一次，请小儿照样折	所折的纸形基本为长方形
142. 模仿画十字：示范画一个十字，鼓励小儿模仿画	能仿照画出，两直线相交成角 >45°
143. 认识两种颜色：出示红、黄、蓝、绿四色图片，请小儿说出各为何色	能正确说出其中两种颜色的名称，对认识的颜色做记录
144. 懂得"2"：出示两块积木，问小儿是几块	能正确回答是2块
145. 懂得"冷了、累了、饿了"：依次问小儿"冷了怎么办？""累了怎么办？""饿了怎么办？"	能正确回答出：穿衣、休息、吃饭等
146. 说出图片14样：顺序询问小儿18张图的名称	能正确回答其中14张的名称
147. 扣扣子：将小儿上衣扣解开，鼓励小儿自己扣上	能自己扣上上衣的任何一个纽扣

注：测试项目后标"R"表示可询问家长小儿平时表现

参考文献

[1] 刘晓，金明星. 前语言阶段语言发育进程的研究. 重庆医学，2005，35（10）：930 – 933.

[2] 錡宝香. 儿童语言障碍理论、评量与教学. 台北：心理出版社. 2015 年.

[3] 杨玉凤. 儿童发育行为心理评量表. 北京：人民卫生出版社，2016.

[4] 陈荣华，赵正言，刘湘云. 儿童保健学. 5 版. 南京：江苏凤凰科学技术出版社，2017.

[5] 胡亚美，江载芳. 诸福棠实用儿科. 7 版. 北京：人民卫生出版社，2002.

[6] 罗伯特·克利格曼，博尼塔·斯坦顿，约瑟夫·吉曼，等. 尼尔逊儿科学. 毛萌，桂永浩，译. 西安：世界图书出版有限公司，2017.

[7] 张磊，周森灿，黄绍鸣. 语言康复训练实用手册. 上海：华东师范大学出版社，2010.

[8] 陈艳妮. 孤独症谱系障碍康复案例解析. 西安：第四军医大学出版社，2015.